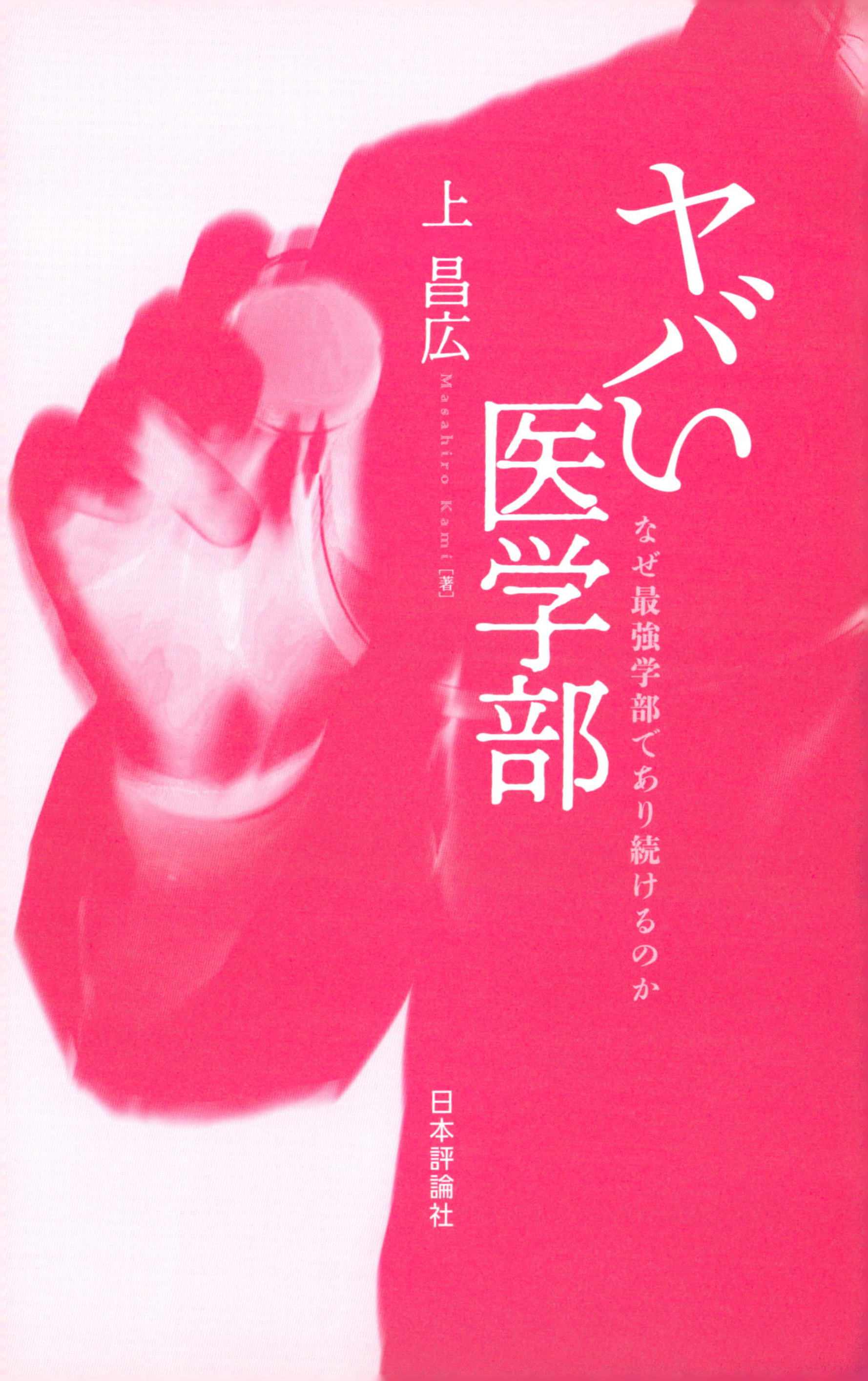

ヤバい医学部

なぜ最強学部であり続けるのか

上 昌広
Masahiro Kami［著］

日本評論社

はじめに

医学部が社会の関心を集めています。有名進学校の成績優秀者は、こぞって医学部を目指します。２０１９年の入試では、巣鴨高校の１６２人を筆頭に８つの高校が１００人以上、医学部医学科に合格しました。

私の母校である灘高校は、２０１９年の入試で東京大学に73人が合格しましたが、理科三類の合格者は20人でした。一方、文系は合計して13人。経済学部に進む文科二類はゼロでした。

灘高校はもともと理系が強い学校ですが、近年はその傾向がさらに強まっています。私が生徒だった１９８０年代半ば、１学年２２０人のうち、80名程度が文系でしたが、近年は40人くらいまで減っているそうです。代わって増えたのが医学部志望者です。かつて東京大学の文系に進学していた生徒は、いまや他大学の医学部に進んでいることになります。こうして医学には優秀な若者が集まっています。

一方、近年、医学部は不祥事が続出しています。医療事故、男女差別、不正入試、臨床研究不正…、スキャンダルのオンパレードです。どうして、こんなことになってしまったのでしょうか。

私は従来型の医学部の在り方が社会の変化に対応できなくなっているためと考えています。不祥事は、その断末魔です。

わが国の医学部の雛形は明治時代に国家主導で形成されました。現在も厳格な国家の管理下にあります。

医学部定員は政府が規制し、定員増や医学部新設は政治案件です。政治とは既得権者の利害調整です。医学部定員も例外ではありません。

政府は「将来的に医師は余る」と主張し、１９８２年、１９９７年に医学部定員を減らすことを閣議決定しました。

団塊世代の高齢化を考えれば、医師が余るわけはなく、国民の健康より日本医師会などの業界団体、社会保障費の増大を抑えたい財務省の意向が尊重されました。現在の医師不足は、政府による「人災」という側面があります。

この閣議決定の撤回は、２００８年まで待たねばなりませんでした。当時、妊婦のたらい回しが頻発し、医師不足が社会問題化していました。また、参議院で与野党が逆転し、従来型の自民党政治が継続できなくなっていました。自民党べったりだった日本医師会の政治力も低下していました。舛添要一厚労大臣（当時）は、『安心と希望の医療確保ビジョン』具体化に関する検討会」という新しい委員会をつくり、日本医師会をメンバーから外しました[1]。この検討会が提案したのが、医学部定員の5割増です。この後、医学部定員は増員されます。

医療問題が起こると、メディアは政府の責任を追及します。その際、政府がやるべきは、十分な情報を開示し、公で議論することです。ところが、往々にして「密室」で議論され、利害関係者の都合のいいように規制が強化されます。医学部の定員の規制など、その典型です。

昨今、「お上頼みの規制強化」は一層強まっています。たとえば、日本の臨床研修は問題だらけだという批判を受け、２００４年からは改正医師法に基づき、医師免許取得後の初期研修が義務化されました。それ以前も、医師の職業教育として、研修は行われていましたが、これ以降、研修病院や研修内容を厚労省が決めることになりました。

この制度では、研修医は数か月毎にさまざまな診療科をローテンションします。これが2年間続きます。「総合的に診療できる」と自画自賛する関係者もいますが、このような研修は本来、医学生時代にやるべきことで、それが世界の趨勢です。この制度はモラトリアム期間を延ばすことになり、「医師と医局の集団見合いの無駄な二年間」と言う若手医師もいます。

２０１８年度からは初期研修を終えた医師を対象に新専門医制度が始まりました。一般社団法人日本専門医機構と厚生労働省が協力し、内科や皮膚科などの定員、および研修病院を認定します（卒後3年目以降の後期研修医は、日本専門医機構と厚生労働省が認めた「専門領域」から一つの診療科を選び、彼らが認定する病院で研修します）。

一方、地域の医師不足を改善するため、２００８年度から卒業後一定期間、大学の地元で働く

1　医療改革において、既得権者との闘いがいかに困難かを知るには、『舛添メモ　厚労官僚との闘い７５２日』（舛添要一著、小学館）と『さらば厚労省　それでもあなたは役人に生命を預けますか？』（村重直子著、講談社）をお勧めします。

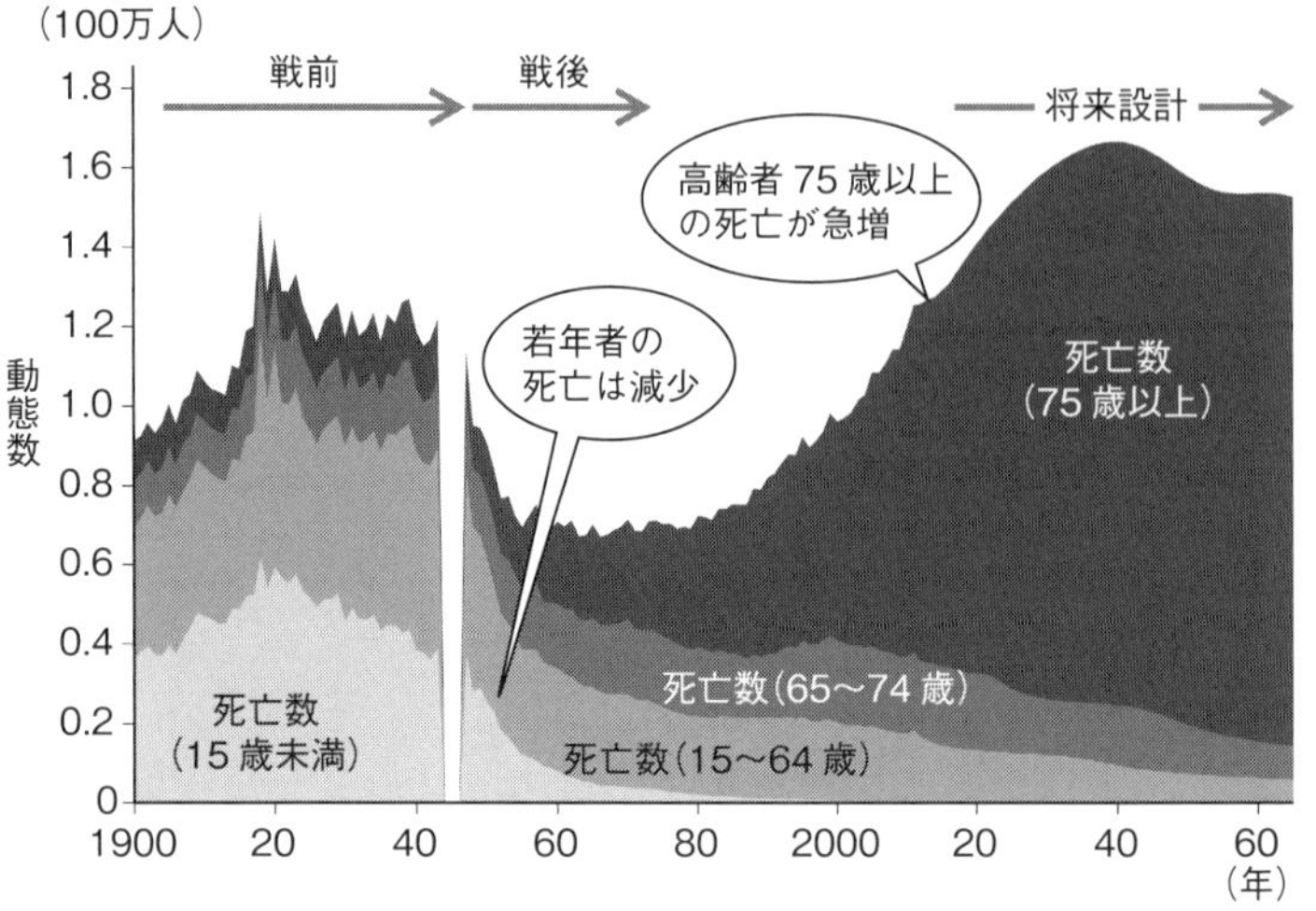

1899 ～ 2014 年：厚生労働省『人口動態統計』
2015 ～ 2065 年：国立社会保障・人口問題研究所『日本の将来推計人口（平成 29 年推計）』のデータから筆者が作成

図１　わが国の高齢化の状況

ことを条件に別枠で医学部の定員が増員されました。これを地域枠と言います。

　このような制度改革は、医療の専門家以外には一見よさげに見えますが、大きな問題を孕《はら》んでいます。それは社会構造の変化をまったく考慮していないことです。

　わが国の高齢化は急速です。図１は国立社会保障・人口問題研究所が作成した年齢別死亡数の推移です。今後、わが国では死亡数が激増し、ピークを迎える２０３９年には年間に１６５万人が亡くなります。

　問題は、その中身です。約7割は75歳以上の死亡で、彼らは大学病院が得意とする外科手術や抗がん剤治療の対象にはなりません。体力がないため、副作用に耐えきれないからです。彼らが望むのは、自宅で家族とともに療養することです。

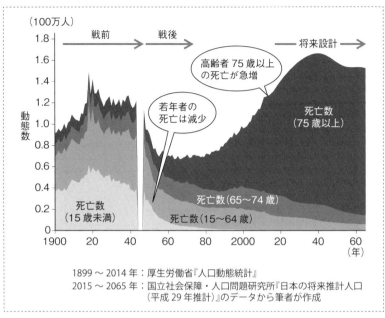

医療の中身は高度医療からプライマリケア（身近にあって、何でも相談にのってくれる総合的な医療（日本プライマリ・ケア連合会））、慢性期医療、リハビリに、医療の場は病院から自宅に移ります。大学病院を中心とした従来型の医療モデルでは対応できません。

大学病院が生き残るにはプラマリケア専門に代わるなど、大胆な改革が必要ですが、医学教育は文科省と厚労省が規制しており、簡単には変われません。

グローバル化も大きな影響を与えます。医学教育は世界各地でグローバル化が進んでいます。変化を主導するのは東欧の医学校です。文化レベルが高いのに、物価が安いため、東欧は医学教育を外貨獲得の手段として、積極的に後押ししています。東欧の医学部を卒業し、大学が実施する試験に合格すれば、EU共通の医師免許が取得できます。卒業生は東欧に留まることなく、ドイツや英国など雇用条件が良い国で働きます。第5章（152ページ）で述べますが、すでに日本からも多くの学生が入学しています。日本人学生の中には、日本で就職を希望している人もいます。

このような医学教育の水平分業は、効率的で合理的です。すでに中国も外国人学生を受け入れています。まだ授業は中国語ですが、日本に出先機関があり、対策講座や説明会を開催しています。これからの中国での医療ニーズの増大を考えれば、中国語で医学を学ぶことの意義はきわめて大きいでしょう。

一方、日本の医学教育は「鎖国」しています。文科省や厚労省が規制しており、その規制のおかげでゾンビ医学部が生き残っています。通常、医学部に限らず、大学は優秀な学生を獲得するために、鎬《しのぎ》を削ります。ところが、東京医科大学など一部の大学では、学生の優秀さより、縁故や性別を優先していました。こんな状況でやっていられたのは、わが国の医学教育が規制で守られていたからです。ただ、それも限界です。

私は日本の医学教育や医療システムは、早晩、崩壊すると考えています。国家が規制しているので、柔軟に変化することはできません。「ハードランディング」するしかないでしょう。これから医学部を目指す若者は、このような変革期を生き延びなければなりません。その際、大切なことは患者中心の視点をもって、試行錯誤を繰り返すことです。誰も正解がわからない状況では、兎《と》に角《かく》やってみるしかありません。

２０１６年3月末、私も10年半、勤務した東京大学医科学研究所を退職し、研究室のスタッフとともにＮＰＯ法人医療ガバナンス研究所を立ち上げました。現在、約70名の「同志」とともに、診療の傍ら、臨床研究を行い、若手の教育に努めています。

本書では、これから医学部を目指す若者、およびその父兄の皆さんに対して、私の経験に基づいたアドバイスをしたいと思います。

自分なりに国内外の情勢を分析し、医学部の将来を予想したつもりです。すべて私が考えたことで、世間一般の常識とは違い、驚かれるかもしれません。皆さんが医学部進学を考える際の参考になれば幸いです。

ヤバい医学部

なぜ最強学部であり続けるのか

contents

もくじ

第6章 医学生時代をどう過ごすか　159

第1章　私の医師人生

医学部を受験した動機

私は内科医です。医師になり、四半世紀が過ぎました。現在、医師は自分にとって天職と考えていますが、高校時代、医学部に進むか大いに悩みました。それは医学部に進むことは、医師になることを意味するからです。

仕事は人生で大きなウェイトを占めます。どんな仕事に就くかは、若者にとって共通の悩みです。医学部以外の場合、大学時代にアルバイトやインターンを通じて、職業を疑似体験することができます。

ところが、医学部の場合、高校生の段階で、将来の職業を実質的に決めてしまうことになります。いかに社会性に富む高校生でも、人生経験は少なく、つきあう人間も限られています。このため、医学部受験は周囲にいる人々、特に親の影響を強く受けがちです。

実は、その典型例が私です。まず、私が医学部進学を決めた経緯をご紹介しましょう。お恥ずかしながら、私の医学部進学には、まったく主体性はありません。

なぜ、医学部を選んだのか。それは、周囲の生徒の多くが医学部を選んでいたからです。しかも、私が通っていた灘高校は「東大に行って当たり前」という雰囲気がありました。このように考えれば、成績がよい生徒は、とりあえず、東京大学の理科三類を受験することになります。

もちろん、当時、医学部受験の動機を聞かれると、「高校2年生のときに父親を亡くし、悲しかったから」のような建前を話していました。

私の父は1型糖尿病を患っており、49歳のときに、糖尿病性腎症を悪化させて亡くなります。父は20代に糖尿病を発症し、それ以降、インスリン注射、食事療法を続けていました。

当時、1型糖尿病は死の病でした。節制や投薬を続けても、病状は着実に進行し、やがて網膜症や腎症を合併して死に至るのです。

1型糖尿病の治療には家族のサポートが欠かせません。母は父の食事を作る際、つねに秤で分量を量り、栄養管理に細心の注意を払っていました。父も家族には弱音を吐きませんでした。そうは言っても、一家の大黒柱の病気は家庭に暗い影を落とします。私は、普通の子どもより病気や健康のありがたさについて考えることがよくありました。

ただ、医学部進学という進路を決めるにあたり、父の死が影響したわけではありませんでした。むしろ、医者に対して嫌悪感を抱いていました。それは父親が亡くなるときの担当医の対応に納得がいかなかったからです。

私は担当医に対して、横柄で不誠実な印象を抱きました。今となっては、彼らの態度が本当に悪かったのか、あるいは父親の病状が思わしくないとき、その不満を医師に向けていたのかはわかりませんが、私は医師という職業に良い印象を持ちませんでした。

ところが、私は医学部に進学します。最終的に、私が医学部受験を決心したのは母親の影響です。ただ、彼女が「医学部に行くように」と勧めたことは一度もありませんでした。その言動から私が斟酌《しんしゃく》したのです。

男性は母親の影響を強く受けると言います。反対に、女性は父親の影響を受けると言います。そうすると、男性は母方の祖父の影響を受けることになります。私は、その典型でした。

私の母方の祖父は西野廣吉という外科医でした。私が生まれたときには、すでに亡くなっており、祖父の記憶はありません。母の話によると、祖父は淡路島の旧制洲本中学から、岡山の旧制第六高等学校、そして福岡の九州帝国大学を卒業した医師でした。卒業後は、九州帝国大学病院で外科医をしていたそうです。

祖父が師事したのは赤岩八郎教授（教授在任１９２７〜１９４１）でした。第２次世界大戦末期、米兵の捕虜を生体解剖したとして逮捕された石山福二郎教授（教授在任１９４１〜１９４６）の前任者です。石山教授は逮捕中に自殺します。

この事件は、遠藤周作が１９５８年に発表した『海と毒薬』で取り上げられています。詳細についてはフィクションも多いようですが、医療と規範について考えさせられる名作です。

話を祖父に戻しましょう。祖父は、日中戦争の開戦とともに出征し、おもに満州で軍医として働きました。終戦後はシベリア抑留を経て、故郷の淡路島に戻り、開業します。生前、祖父は母に対し、九州大学での学究生活が楽しかったことや、開業医としての生活に満足していないことを語ったと言います。

幼少時、私はまったく同じような内容の話を、母から繰り返し聞かされました。このような話を通じ、私の中で「医師にならねば、母親に悪い」という強迫観念のようなものが形作られていったと思います。

私が高校時代を過ごした1980年代中頃は、開業医への批判が強い時期でした。「医者はぼろ儲けしている。奥さんは外車を乗り回し、ミンクのコートを着ている」というような話が、まことしやかに語られていました。

当時の日本医師会の会長であった武見太郎氏が「(医師の集団の)3分の1は、欲張り村の村長さんだ」と言ったくらいですから、当時の開業医批判は正鵠《せいこく》を射ていた面もあったのでしょう。

青年期は、誰しも強い正義感を持つものです。多くの青年が開業医を中心とした医師のイメージに嫌悪感を抱いていたと思います。何を隠そう、私もその一人でした。私は、楽をして金を儲ける医師に対して、あまり良い印象をもっていませんでした。

ところが、最終的に、私は医学部を受験しました。そこには、自己の適性や将来への夢のような高尚な話は一切なく、「片親で私を育ててくれた母親の期待に反したくない」という個人的、情緒的な考えに基づいて判断しました。これが、私が進路を決めるに至った本音です。

程度の差こそあれ、多くの高校生が進学する大学や学部を選択するのは、このような個人的な理由に基づくことが多いのではないでしょうか。たかだか20年弱の人生経験だけで、自分の適性を判断し、合理的に判断できるとは思えません。

昨今、偏差値の高い高校生が、こぞって医学部を目指すことが批判されています。ただ、現状で、いくらこんなことを言っても何も変わらないでしょう。大昔から医師は「聖職」と見なされていますし、また、30歳くらいの勤務医で1、000万円程度の高給が期待できる安定した職業です。子どもの安定を願う親たちに、医学部へ行くのを勧めるのを止めさせることはできません。受験秀才だけでなく、多様なバックグラウンドを持つ学生を集めたいなら、米国で一般的な4年生大学卒業後に、改めてメディカル・スクールに入学するキャリアパスも認めるなど、もっと工夫が必要です。

ただ、医学部進学の動機がいかなるものであったにせよ、私は医師を職業に選んで良かったと思っています。医師はやりがいのある仕事だからです。

もっとも、私が、このように思うように至るまでには、さまざまな紆余曲折がありました。大学時代は、医学に興味がわかず、講義や実習にはあまり出席しませんでした。不真面目な医学生でした。

私が、自らの仕事にやりがいを抱くに至ったのは、医師として働きはじめてから、さまざまな方々にお世話になり、多くの経験を積ませていただいたからです。まさに、周囲の方々のお陰です。

このような経験を通じ、「自分とは何か」を考えるようになりました。自分の長所、欠点も含め、素の自分を見つめ直す機会を持つことができました。これは、私が患者さんの治療であれ、研究であれ、仕事を行う上で大きな強みになったと思います。自分を知るということは、畢竟《ひっきょう》、相手を知ることにもつながるからです。

昨今、全人的医療の重要性が叫ばれますが、私は医学的な知識だけで、全人的医療は提供できないと考えています。病気は患者の一部に過ぎず、社会的な存在としての患者を理解することなく、全人的医療など提供できるわけがないからです。

全人的医療を患者に提供するためには、医師は自分自身を深く知らなければなりません。自分を知るには、一定の人生経験が必要ですし、学問も要ります。

私は、医学部入学の動機など、どうでもいいと考えています。若い頃の理想に燃えた情熱など、長くは続きません。リアリティーがないからです。

多くの新入生と話していると、医学部入学についてたいてい、同じようなことを言います。「研究医になりたい」や、「一人の患者でなく、多くの人に役立つことをしたい」という感じです。医師としての実体験がなければ、周囲が期待する「理想的な医師像」を語るのでしょう。

私は、これでいいと思います。「成績がいいから」、「親が期待するから」、「実家が開業医だから」、どんな理由で医学部に行っても構いません。

医師は多様です。さまざまな働き方があります。さらに学生時代には想像がつかないような、いろんな経験をすることになります。このような過程をとおして、自分という存在を考えざるをえなくなり、医師として成長します。まずは、私の経験をご紹介しましょう。

東京大学の学生時代

私が東京大学に入学したのは1987年です。この年の4月には国鉄が民営化され、JRが発足しました。12月にはロナルド・レーガン米国大統領とミハイル・ゴルバチョフソ連共産党書記長が中距離核戦力全廃条約（INF全廃条約）に合意しました。冷戦時代が終焉を迎え、それに適合して発展してきた日本社会は曲がり角に差しかかっていました。

なぜ、時代背景を説明するかと言えば、人間は育った環境の影響を受けるからです。医学部で学生指導にあたるのは40～50歳代です。学生とは20～30歳程度、歳が離れています。つまり一世代違います。

医学部の指導者たちは、学生が生まれた頃には医学生や若手医師でした。彼らの医師としての雛形が形成される時期です。当然ですが、そのころの時代背景に影響されます。私は医学生や若手医師に、「自分が生まれたころの時代背景が分かる本を読むように」と指導しています。これから指導を受ける教員が、どのような環境で育ったかを知ることは、学生にとって有益なことです。私が生まれたの１９６８年です。学生時代から現在に至るまでご指導いただいた先生方の多くは、当時大学生でした。では、私を指導してくれた先生方は、学生時代にどのような経験をしているのでしょう。

１９６８年は激動の年でした。この年については、多くの著書が出版されています。[2] ご興味のある方はお読みください。

東京大学も例外ではありません。１９６８年度（昭和43年度）の入学試験は中止されました。安田講堂事件のためです。全学共闘会議（全共闘）および新左翼の学生が安田講堂を占拠し、大学から依頼を受けた警視庁が１９６９年１月18～19日にかけて学内に突入し、封鎖を解除しました。

安田講堂事件のきっかけは、１９６８年1月に東京大学医学部で起こった登録医制度反対運動（インターン闘争）です。大学側の杓子定規な対応、さらに不適切な処分で運動は燃え上がります。学生はストライキを決行し、医学部総合中央館や安田講堂などを何度も占拠しました。

私は、学生時代にこの世代に指導を受けました。この世代の東京大学医学部出身者は、自分が学生運動に関わらなかった人でも、「問題があれば、自分たちで糺《ただ》さねばならない」という気概がありました。パワーのある人が多くいました。

これは大学生のときに、国家権力と対峙し、社会を動かした経験が影響しているのでしょう。わが国の歴史で、学部全体で国家権力と対峙したのは、このときの東京大学医学部だけです。

この時代を象徴する人物が今井澄《きよし》さんです。安田講堂事件では実質的な現場責任者を務めました。封鎖解除後に逮捕され、服役します。

出所後、今井さんが臨床の現場として選んだのは長野県の諏訪でした。1980年に40歳で諏訪中央病院の院長に就任すると、後に「長野モデル」と称される地域密着医療を展開します。その遺志を継いだのが、有名な鎌田實医師です。

今井さんは1992年に日本社会党から参議院選挙に出馬し、当選します。後に民主党に移り、その礎を作ります。盟友だった仙谷由人・元官房長官からは「今井さんが生きていたら、日本の医療は変わったろう」と何度もお聞きしました。

東京大学医学部は30人の留年生を除き、1975年卒が存在しません。入学者がいなかったからです。1976年卒以降の世代は、在学中に学生紛争を経験していません。私は東京大学医学部の卒業生を見ていると、1975年卒を境に大きな「断層」があると感じています。権力に迎合し、上手くやる人が増えました。

1970年代半ば、日本社会も変わります。学生運動は下火となり、高度成長に突入します。

2 『1968 若者たちの叛乱とその背景』（小熊英二著、新曜社）、『1968年』（中川右介著、朝日新書）

二回のオイルショックを経験するものの、経済成長を謳歌し、総中流階級、明日は今日より豊かになるという感覚を多くが持ち続けました。

私は1975年に小学校に入学し、1993年に大学を卒業します。まさに、このような時代に教育を受けました。

大学時代は、このような時代のなれの果て、バブル経済真っ盛りでした。「軽薄短小」が持て囃《はや》されました。友人の中には、このような雰囲気に反発を覚えた人もいました。オウム真理教に入信し、一連のテロ事件に関わり、実刑判決を受けた人もいます。

オウム真理教との関わり

学生時代から研修医のころ、私もオウム真理教に少しだけ関わりました。高校、大学の同級生の中に幹部になった人がいたためです。特にI君とは仲が良く、真面目で信頼できる人物と考えていました。

彼はオウム法皇官房の実質的な責任者と言われた人物です。複数の容疑で逮捕されましたが、起訴されませんでした。

1993年に東大病院で研修医をやっていた頃、彼からしばしば電話がかかってきました。夜中に私のマンションまで車で迎えにきてくれて、南青山のオウム真理教の道場にお邪魔したこともありました。カレーとジュースをご馳走になり、勧誘されました。担当は、2018年7月に死刑となった井上嘉浩さんでした。I君と井上さんは一緒に行動することが多かったようです。井上さんは少しやんちゃで、行動力があるという雰囲気でした。

なぜ、彼らがオウム真理教にのめり込んだか、不思議に思われる方が多いでしょう。私は、彼らがエリートだったからと考えています。I君は言うまでもなく、井上さんも京都屈指の進学校である私立洛南高校を卒業しています。推薦入試で、日本文化大学法学部に進学しますが、オウム真理教の修業のため、1年生の前期で退学します。

当時、バブル経済の最盛期、日本全体が浮ついていました。この雰囲気に疑問を持つ人も少なくありませんでした。1993年には、NHKが「NHKスペシャル チベット死者の書」を放映し、大きな反響を呼びます。

私も関心があり、番組を観ると同時に、その後に出版された『チベット死者の書――仏典に秘められた死と転生（NHKスペシャル）』（河邑厚徳、林由香里、日本放送出版協会）を読みました。

I君たちの主張は、基本的にこの報道と同じでした。私はチベット密教には権威に抗いがたい雰囲気を感じていたので、彼らの主張に違和感を抱いたものの、表だって反対はしませんでした。

二人からは、富士山の裾野で修行しようと何度も言われました。「信頼する友人がいるのだから、一度だけ行ってみようか」と何度も思いました。

しかしながら、最終的に私は行きませんでした。その理由は、彼らが「剣の達人になれば、気のエネルギーで接触しなくても切れる」と言ったためです。

私は剣道で挫折を経験していました。高校時代にもっとも情熱を注いだのは剣道でした。それなりに自信もありました。

ところが、神戸から東京に出てきて、全国から集まる剣道の有名選手を目の当たりにし、自分の実力のなさを痛感しました。

剣道には『剣道時代』（体育とスポーツ出版）と『剣道日本』（剣道日本社）という二つの専門誌があります。高校時代から読んでいましたが、このような媒体を通じて、強烈に強い人がいることを知っているのと、目の当たりにするのとではまったく次元が違う経験です。

このような有名選手に負けるだけならいいでしょう。世間からは弱小と見なされている東京大学剣道部にも歯が立たない人たちが大勢いました。特に剣道が盛んな九州出身者は強く、私が育った神戸とは、まったくレベルが違いました。

この頃、私は剣道は所詮膂力《りょりょく》（筋肉の力）と考えていました。二刀流で有名な宮本武蔵は、片手で重い刀を使いこなしたのですから、並外れた膂力の持ち主だったのでしょう。私の感覚はあながち的外れでもないと思います。私には、オウム真理教の主張はリアリティーのない机上の空論に感じられました。

その後、1994年の年末には浅草で、マスコミに就職した灘高校の同級生とI君と3人で食事をしました。この同級生はオウム真理教報道に絡み、その後、会社を退職することとなりました。このときI君は「ハルマゲドンが起こる」と言いました。2人で「何を言っているんだ」とからかったことを覚えています。

次に、私がオウム真理教と絡むのは、1995年3月のテロ事件（地下鉄サリン事件）の後でした。事件から数日後に警視庁公安部から職場である大宮赤十字病院（現さいたま赤十字病院）に電話がかかってきました。連絡があった理由は「狙撃された國松孝次警察庁長官とオウム真理教の幹部の両方を知っているのは先生（筆者）しかいない」とのことでした。

國松さんは、東京大学運動会剣道部の先輩で、当時その住所は剣道部のOB会誌と、官僚の幹部名簿にしか載せていなかったそうです。

このときのヒアリングで、公安警察の刑事が、年末に私とI君が浅草で会ったことも知っていました。刑事は「関係者の手帳を押収してわかった」と言いましたが、その頃から内偵されていたのかもしれません。

NHKは、2015年3月20日に『未解決事件 File. 04 オウム真理教地下鉄サリン事件』という番組を放映し、その中で警視庁は事件前から関係者の内偵を続けていたことを明かします。私の経験とも一致しました。

1995年夏のことでした。新宿署の刑事が私の職場にやってきました。私は同年5月で大宮日赤病院での初期研修を修了し、6月から都立駒込病院で血液内科の研修をしていました。

刑事がやってきたのは、もう1人の高校・大学の同級生であるT君が、東京都庁に爆弾を郵送し、被害者が出たためです。

その後、T君は懲役18年の刑で服役します。このとき、新宿署の刑事には、「事件発覚直後に公安警察の方々に話しましたよ」と伝えました。彼らが、一連の情報をまったく知らなかったことに驚いたからです。

新宿署の刑事曰く、「あの人たちは、我々にはまったく教えてくれない」とのことでした。さらに「先生が、全部話してくれるので、こちらもいろいろと話しましょう」と言ってくれました。この刑事によると、当時東京大学医学部からオウム真理教に絡んだのは名前が出ている2人だけではなかったそうです。大勢の同級生が富士の裾野の上九一色村（現富士河口湖町）のオウム真理教の施設に行ったようです。その後の経緯はわかりません。簡単に縁は切れなかったと思います。当時同級生で噂になっている人物もいて、彼の顔が私の脳裏をよぎりました。彼は、現在、普通に医師として働いています。同じような医師は他の大学にもいたでしょう。彼らとI君、T君を分けたのは偶然だと思います。

ちなみに「Iさんはあまりに真面目で、少し鈍くさいので麻原（彰晃）も一連の事件では使わなかったみたいですよ」と刑事は教えてくれました。オウム真理教幹部で彼だけが起訴されなかった理由なのかもしれません。このあたり、麻原は人をよく見ています。

そして、彼らは帰り際に「先生が（彼らに）無理矢理連れて行かれなかった理由がよくわかりました」と言いました。

おそらくそれは「リアリティー」だと思います。私は、受験の世界ではエリートだったかもしれませんが、剣道の世界では三流でした。挫折し、コンプレックスを抱いていました。オウム真理教のいうことは、剣の修行については所詮きれいごとでした。チベット密教の権威を持ち出されても、絶対に受けいれられない話でした。

エリートは権威に対して従順です。これは医師に限った話ではありません。官僚や大企業のサラリーマンも同じです。権威の名前を出されると、そのことを知らない自分の無知をさらけ出すのを恥ずかしく思い、迎合しようとします。「わからない」とは言いません。私を含め当時の東京大学の学生が、オウム真理教に引きずられていったのは、このような背景があると考えています。挫折を知らない、真面目で優秀な学生だからこそ、引き込まれるのです。

インターネットが発達した現代、我々が生きている世界ではますますリアリティーがなくなっています。バーチャルリアリティーを楽しむ一方、フェイクニュースが蔓延しています。私は、ますます、カルトへの免疫がなくなると考えています。

オウム真理教事件は、日本の歴史に残るテロ事件です。多くの医師・医学生が関わりました。私も、その中の一人です。一人前の医師になるには医学の勉強だけでは不十分です。医師である前に、まっとうな社会人でなければなりません。私にとって、オウム真理教事件は、このことを深く考えるきっかけになりました。

東京大学第3内科で感じた違和感

私は1993年に大学を卒業すると、東京大学医学部附属病院で1年間研修し、2年目は、大宮赤十字病院（現さいたま赤十字病院）に移りました。

埼玉県はわが国でもっとも医師数が少ない地域です。人口10万人あたりの医療機関に従事する医師数は160・1人（2016年末現在）で、全国平均（240・1人）を大きく下回り、トップの徳島県（315・9人）の約半分です。

私が首都圏の医師不足に関心を抱くのは、このときの経験がきっかけです。詳細を知りたい方は拙著『病院は東京から破綻する　医師が「ゼロ」になる日』（朝日新聞出版）をお読みください。

私が東京の中心部の病院でしか働いた経験がなければ、首都圏で深刻な医師不足が生じていて、住民が受ける医療に厳然とした格差があると言われても、実感できなかったでしょう。この意味で、大宮赤十字病院で研修できたのは貴重な経験でした。その後、埼玉県とはご縁があり、非常勤も含め、20年間にわたり、埼玉県で診療を続けています。

大宮赤十字病院での研修を終えると、私は東京大学第3内科に入局しました。

「第3」と付くので3番手の内科と受け取る方も多いでしょうが、東京大学第3内科は1878年（明治11年）に欧州留学から帰国した青山胤通《たねみち》が立ち上げた「青山内科」を祖とする日本最古の伝統ある内科なのです。多くの著名な医師・医学者を輩出しており、「日本の医療界は東京大学第3内科が仕切っている」と言う人もいます。

私が第3内科の中で選んだのは血液グループです。白血病や悪性リンパ腫など、血液の悪性腫瘍を治療します。

東大病院には第1から第4内科までの「ナンバー内科」と神経内科、物療（物理療法）内科、老人科という専門内科がありました。

最後の3つの内科は専門性が高いため、独立したのですが、第1から第4内科はいずれも「総合百貨店」のような存在でした。第1内科は腎臓と肝臓、第2内科は循環器と肝臓などを得意とし、専門領域は異なるものの、基本的にすべての内科系診療領域をカバーしていました。第3内科には、物療内科が専門とする膠原《こうげん》病の専門医もいて、そうした患者の治療にもあたっていました。

第3内科が強かったのは、血液病、循環器病、糖尿病でした。当時の第3内科教授は循環器が専門の矢崎義雄先生でした。現在は東京医科大学の理事長を務め、2018年に発覚した不正入試問題などの不祥事への対応を担っています。

その先代の教授は長年に渡り日本医学会会長を務めた高久史麿先生でした。血液グループの大先輩で、現在に至るまでご指導いただいています。

当時の助手には、現在、日本糖尿病学会の理事長を務める門脇孝・前東京大学糖尿病・代謝内科教授、日本循環器学会理事長を務める小室一成・東京大学循環器内科教授などが在籍していて、教授から若手まで錚々たるメンバーでした。

私は伝統ある第3内科の末席に加えていただいたのですが、入局するとほどなく、強い違和感を抱きました。それは、上級医（病棟で直接指導を受ける先輩医師）の話題のほとんどが基礎研究に関することで、患者さんのことは二の次だったからです。

東大病院の入院診療では、医師3人がチームを組みます。トップは助手（現在の助教）で卒後10年目くらいの医師、その下に「中ベン」と呼ばれる卒後3〜5年目の指導医、そしてその下に研修医が付きます。

「中ベン」という単語はドイツ語の上を意味する「オーベン（Oben）」から派生した和製ドイツ語です。助手の別名がオーベンで、その下で働き、研修医の上なので「中ベン」と呼ばれるようになりました。ちなみに、研修医の別名は「〜のそばに」という意味の「ネーベン（Neben）」です。

このような言葉が用いられるのは、わが国の医療が明治時代にドイツ医学をモデルに発展したからです。診療録をカルテというなど、ドイツから専門用語を導入しました。

話を戻しましょう。当時、東大病院で実際に患者を診療するのは、中ベンと研修医でした。血液グループでは、オーベンが病棟に来るのは夕方です。中ベンから報告を受けて帰ります。

中ベンは、東大病院で1年間研修した後に1〜2年間、一般病院で研修して戻ってきた人たち

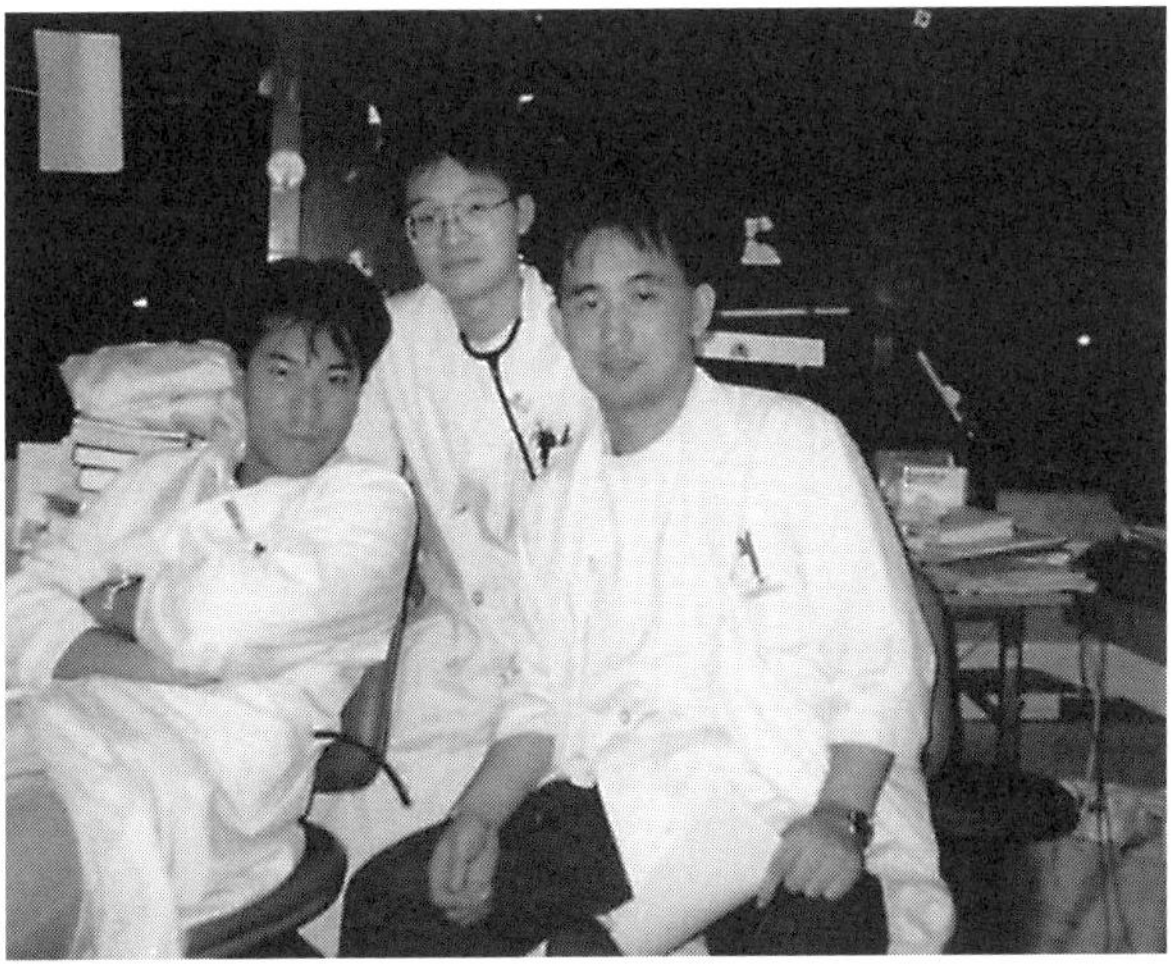

図2　筆者の中ベン時代、東大病院病棟にて（右端が筆者）

です。私は4年目に中ベンをしましたが（図2）、臨床経験は2年目に大宮日赤病院で内科全体の研修医をした後、都立駒込病院血液内科で専門研修をしただけでした。臨床経験が絶対的に不足しています。

実はオーベンも大して変わらないのです。東京大学第3内科で大学に残る人の場合、1年間の中ベンを終えると研究室に配属され、研究生活に入ります。30代半ばに助手（現在の助教）に任命されるまで、臨床経験は週に一回程度のアルバイトの外来だけになります。助手になっても、昼間は研究室で実験をして、病棟に来るのは夕方だけです。これでは臨床能力が高まるはずがありません。

彼らのキャリアパスは、助手を数年務め、留学することです。日本の医師免許は欧米では通用しませんので、留学先ではひたすら研究に没頭します。当時、血液内科の先輩たちが留学先で研究していたのは、白血病の原因となる遺伝子の異常でした。白血病の治療法の臨床研究ではありません。

医学研究の世界では、今も昔もアメリカが中心です。ビッグラボに留学すると、多くの情報が集まります。留学先で頑張ると、『ネイチャー』や『サイエンス』のような一流科学誌に論文が掲載され、高く評価されます。

そうすると、帰国後に大学教授への道が開けます。教授選の評価基準は論文です。留学中に一流誌に論文が掲載されることは、大きな実績になります。

注意すべきは、このような論文が掲載される雑誌が『ニューイングランド・ジャーナル・オブ・メディスン』や『ランセット』のような臨床医学専門誌でなく、総合科学誌であることです。

インパクトファクターという雑誌の評価は、『ネイチャー』や『サイエンス』も、『ニューイングランド・ジャーナル・オブ・メディスン』や『ランセット』も変わりません。最近は、後者の方が高いくらいです。

ところが、当時の第3内科では例外なく『ネイチャー』や『サイエンス』に論文を投稿することを目指しました。先輩医師の中には「インパクト・ファクターが低い臨床論文なんか、いくら書いても、私は評価しない」と公言する人までいました。

臨床医学の発展は、副作用報告など症例報告の地道な積み重ねです。論文は公開され、同じような患者を診療する医師が読んで、参考にします。我々は先人たちの努力の上に診療を行っています。ところが、医局という閉鎖的な環境にいると、このような当たり前のことがわからなくなります。このあたり、前述したオウム真理教と同じです。

組織は評価軸で変わります。基礎医学の研究が評価されるのですから、医局員は臨床そっちのけで実験に没頭します。当時、助手を務めた先輩たちは、診療のことを「duty（義務）」と呼び、研修医に「臨床はほどほどにして、早く実験を始めた方がいい」、「ちゃんと研究をしないと、まともな医者にならない」と言っていました。

私は、このような言い方に反発を覚え、何度も言い争いになりました。30歳のときに上司とぶつかり、東大病院を去ります。

なぜ、皆さんにこんな話をするかと言えば、これから指導を受ける教授の中には、このような価値観を持ち続けている人が少なからずいるからです。流石に学生に向かっては公言しないでしょうが、基礎研究で教授になった人が、そのことを否定するのは自らの存在価値を損ねます。

このような教授は、臨床や臨床研究には詳しくありません。私が、東京大学第3内科時代にご指導いただいた先輩医師の中から、2013年に社会の関心を集めたノバルティスファーマの降圧剤や白血病治療薬の臨床研究不正に関わった人たちが出てきます。製薬企業に都合のいいようにデータを改竄《ざん》したり、患者に無断で診療データを製薬企業に送っていたことが問題視されました。

このような行為は、医師・臨床研究者として致命的です。教授の場合、たとえ自らが指示していなくても、管理責任があります。事態の深刻さを鑑みれば、組織のトップとして責任をとるのが普通でしょう。ところが、彼らは東京大学教授の地位に留まったままです。ノバルティスファーマの幹部全員が更迭あるいは辞職となったのとは対照的です。[3]

人間は環境に影響されます。ノバルティスファーマ事件で糾弾された教授たちに罪の意識はなかったでしょう。「先輩たちと同じことをしているだけなのに、なぜ、私だけ批判されるのか」と思ったかもしれません。彼らの問題は、彼らが医師としてトレーニングを受けた80〜90年代と社会が変わってしまったのに、そのことを認識していなかったことです。

日本社会が高齢化し、健康が社会の関心を集めるようになりました。新聞や週刊誌で医療に関する記事を見ない日はありません。このような媒体の主たる読者は中高年で、知人の男性週刊誌編集長は「週刊誌はいまや中高年の健康雑誌」と言います。

健康に関心があるのは研究の世界でも同じです。いまや工学部も理学部もライフサイエンスの研究者だらけです。

競争は熾烈です。医師が初期臨床研修を終えた27歳くらいから、診療の合間に研究をするようでは太刀打ちできなくなりました。医師に求められるのは、臨床に即した視点になりました。

東京大学第3内科の先輩医師たちも、教授になってから臨床研究に関わりましたが、悲しいかな臨床の実務経験がありません。知人の製薬企業社員は「基礎研究で教授になった人は、臨床ができないことがコンプレックスなので、そこを突けば簡単に落とせる」と言います。この人は東大病院の担当者でした。

最近、年配の教授の中には基礎医学を志す若手医師の減少を嘆く人がいますが、私は、このような教授は、時代の流れについていっていないと考えています。医学部を卒業したら、数年間だけ臨床研修をして、あとは研究室で試験管を振っているような医師では通用しなくなったのです。かつて「診療も研究もできる」と言われた大学病院の医師が、いまや「診療も研究も中途半端」と呼ばれているのです。

医学は科学です。誰でも学べます。医師の専売特許ではありません。医師にだけ許されているのは医療です。医療というのは、医学という学問に基づく、人間の営みです。

社会が豊かになり、多くの人が健康に関心を持つようになると、基礎医学の研究には医師免許を持たない研究者が参入するでしょう。

基礎研究に言葉の壁はありません。2019年4月には改正入国管理法が施行されましたから、東南アジアや南アジアの優秀でハングリーな若者がやってくるでしょう。かつて貧しかった日本から、野口英世や利根川進が豊かなアメリカに渡り、医学研究に従事したのと同じことが日本でも起こります。みなさんが指導を受けることになる医学部教授の若い頃とはまったく状況が違うのです。

3　ノバルティスファーマの臨床研究不正事件は、わが国の臨床研究の在り方に大きな影響を与えました。詳細を知るには『偽りの薬 バルサルタン臨床試験疑惑を追う』（河内敏康著、毎日新聞社）、および拙著『医療詐欺「先端医療」と「新薬」は、まず疑うのが正しい』（講談社＋α新書）をお読みください。

人間は誰もが自らの成功体験に引っ張られます。かつて医師は大学教授になるのが、最高の成功と目されていました。

教授になるには、論文を書かねばなりません。手っ取り早いのが、治療の効果を見るための観察期間が長い臨床研究ではなく、基礎医学の研究でした。外科医が博士号をとるために、病理学教室で研究するという感じです。

山崎豊子が1963年に発表し、何度も映画化、ドラマ化された『白い巨塔』や、保阪正康が1981年に発表した『大学医学部——80大学医学部・医科大学の実態』（現代評論社）などを読むと、当時の雰囲気がわかります。

状況は変わりました。古今東西、変化を主導するのは若者です。私が指導する若手医師の中には「母校の教授になりたいと思ったことはない」という人が珍しくありません。坪倉正治医師など、その典型です。

坪倉医師は東京大学医学部を卒業しましたが、卒業後、東大病院で働いたことはありません。2011年3月11日に起こった東日本大震災以降は、現在に至るまで福島と東京を往復して診療を続けています。内部被曝《ばく》検査を立ち上げたり、住民や小・中学生、高校生を対象に被曝対策の講義を繰り返しています。被曝を含め、東日本大震災が地元住民の健康に与えた影響を研究し、100報以上の英文論文を発表しました。これは同世代の医師で最高レベルです。フランス、ウクライナ、ネパール、中国などとも共同研究を続けています。

坪倉医師を見ていると、ＩＴ技術が発達した昨今、臨床はもちろん、臨床研究でさえも、大学にいなくてもできることがわかります。

教授世代も変わり始めています。２０１９年3月には渋谷健司氏が、東京大学医学系研究科の教授を辞めて、英国の大学に移籍しました。当時、渋谷教授は53歳。専門は公衆衛生学で、前出の坪倉医師とともに福島の被曝の問題で共同研究を続けていました。この数年間は、東京大学の医学系研究科で「もっとも一流誌に論文を掲載している教授」として知られていて、「渋谷教授が抜けると、東京大学医学部の実績が激減する」と言われています。

渋谷教授が東京大学を辞めたのも、大学にいると動きにくく、十分な研究ができないからです。英国では、現地の研究者を巻き込み、福島の問題にも取り組んでいます。

ＩＴ技術が発展した昨今、実力とやる気さえあれば、どこにいても仕事はできます。大切なことは社会の変化に応じて、我々自信が変化をしなければならないことです。

第2章　私が医学部を勧める理由

灘高生への助言

では、私は学生や若手医師を、どのように指導しているのでしょうか。具体例に基づき、ご紹介しましょう。

学校が休みになると、私が主宰する医療ガバナンス研究所には、多くの学生がインターンにやってきます。その中には高校生もいます。

ある時、3名の高校生がやってきました。神戸市の灘高校1年生でした。前述しましたように、私は1987年に灘高を卒業しており、35年後輩にあたります。知人を介して連絡を受けました。

初日の面談で、まず、進路希望を聞いたところ、全員が「医学部を受験したい」と言いました。筆者が予想したとおりの答えでした。

私の高校時代にもあてはまりますが、彼らが医学部を希望したのは、親御さんの方針や学校の雰囲気に影響された部分が大きいでしょう。

灘高は医学部に進学する生徒が多いことで知られています。２０１９年の入試では１０４名が医学部に合格しています。うち京都大学医学部に26人、東京大学理科三類に20人合格しており、ともに日本一です。

灘高は一学年２２０人ですから、卒業生の約半数が医学部に進むことになります。この状況は異様です。灘高の教員の中にも苦々しく思っている人が少なくありません。元教頭の倉石寛氏は辛辣です。私どもが主催するシンポジウムに登壇し、優秀な人材がバカになる例として「昔、陸軍参謀本部、いま東大理三」と揶揄《やゆ》したこともありました。

灘高は１９６０～70年代にかけて躍進しました。１９６８年に日比谷高校を抜いて、初めて東京大学合格者が日本一になると、70年代は7回トップを占めます。東京以外の高校が日本一になったのは後にも先にも、この頃の灘高だけです。倉石先生は、当時の雰囲気を知る最後の世代です。

彼は「灘の生徒は変わった」と言います。多くの生徒が裕福な家庭に育ち、幼少時から塾に通います。ＩＴを使いこなし、良識やマナーをネットで学びます。生徒は上品になりました。悪い事をしたり、学校を批判する生徒は少なくなりました。昼間から学校で酒を飲んでいた中島らものような生徒はいなくなりました。[4]

灘の生徒について、倉石先生が気になるのは、自己本位の学生が多いことです。

「生活保護をもらうなら働けばいい」

「沖縄の何が問題なの」

と発言する生徒が珍しくないそうです。

もちろん、彼らも生活保護や沖縄戦など、制度や歴史は、抽象的な概念としては理解していま す。問題は「その先に生きる人々をイメージできないこと。物心つくまでに、そうした人々と出会ったことがないのが原因（倉石先生）」です。

このような生徒は、自分の力でここまで生きてきたと考え、親も自分の子は賢いと思っていま す。

このような親子は、「再生エネルギーをやりたいが、原発には関わりたくない」など、現場に入って苦労することを嫌がります。憧れはコンサルタントだそうです。倉石先生は、彼らの行動様式をエーリヒ・フロムの「自由からの逃走」になぞらえ、「現場からの逃走」と評します。

このあたり、医療行政や医療政策、公衆衛生が好きな学生が増えてきた医学部とも酷似します。現場で泥臭く働くことに抵抗感を抱くようです。

4　中島らもは、私が在学中、もっとも有名な灘高校の卒業生の一人でした。彼の生き方に憧れた生徒は大勢いました。中島らもの学生時代を知るには『僕に踏まれた町と僕が踏まれた町』（ＰＨＰ研究所）がお勧めです。

なぜ、ここまで劣化したのでしょうか。倉石先生は「医学部が頂点に君臨する受験が日本をダメにした」と考えています。幼少時から画一的な受験勉強を続け、自分の頭で考えなくなりました。「好きなことをやればいい」という親は減り、昆虫が大好きで、図鑑を貪り読むような生徒はいなくなりました。学校から学問が消え、受験勉強が残ったのです。幼稚になった日本人は、この状況に疑問を感じません。

倉石先生の意見は正鵠《せいこく》を射ています。一点を除き、賛成します。賛成できないのは、医学部受験を勧めないことです。

医師は「プロフェッショナル」

なぜ、私が医学部進学を勧めるのでしょうか。それは、医師が古典的な意味での「プロフェッショナル」だからです。

どこで、どれだけ働くかを自分で決めることができます。患者さえいれば、国境はありませんし、定年もありません。

「プロフェッショナル」とはなんでしょう。その語源は〝profess〟で、「pro＝前」で「fess＝話す」ことです。

これは中世の欧州で、医者・法律家・聖職者が養成機関を卒業し、その職に就く前に神に対して「自らの専門的な技能を用いて、社会（医師の場合は患者）のためにベストを尽くす」と宣誓することに由来します。

いずれの職種も高度で専門的な技能を要し、一般人とは知識の量がまったく違い、「情報の非対称が存在する」と言います。このような状況下では、専門家が素人を欺くことは容易です。このため、「プロフェッショナル」には「すべての知識を患者のために用いる」という自己規律が求められます。米国の多くの医学校では、臨床実習を始める前の白衣授与式で「ヒポクラテスの誓い」が読まれます。

これが古典的な意味での「プロフェッショナル」ですが、20世紀に入り、多くの職業が「プロ」と呼ばれるようになりました。プロ野球選手、プロダンサーなど、顧客から金をとる仕事をする人が、アマチュアと対比する意味で語られることが増えました。

さらに近年は「プロ経営者」や「営業のプロ」など、複数の会社を渡り歩き、もっぱら一つの職種をこなす人のことを言うようになりました。本書で使う意味とは異なります。

では、古典的な意味での「プロフェッショナル」は、現代になってどう発展したのでしょうか。是非、ご紹介したいのがマービン・バウワー（１９０３〜２００３）という人物です。

世界的なコンサルティング会社マッキンゼー・アンド・カンパニーの中興の祖と呼ばれています。

マッキンゼー・アンド・カンパニーは、１９２６年にシカゴ大学の会計学教授だったジェームズ・マッキンゼー（１８８９〜１９３７）が立ち上げた会社です。マッキンゼーは１９３７年に49歳で亡くなります。その後、同社を発展させたのが、１９３３年に入社した弁護士出身のマービン・バウワーでした。彼は60年以上にわたり、マッキンゼーを率い、大企業の戦略策定に比重を置くスタイルを確立しました。

この際、彼が留意したのは、「プロフェッショナル」としてのコンサルタントです。[5] マービン・バウワーが主張する「プロフェッショナル」の条件は、医師や弁護士と同様にコンサルタントも「専門的知識や技能」を有し、顧客のために働くことです。その際、報酬は顧客からいただきます。情報の非対称があるため、自己規律が必要となります。

マッキンゼー・アンド・カンパニーはパートナー制を採用しています。同社は、独立した対等なパートナーから構成されています。仕事は自ら取ってきて、事務所のランニングコストを除き、収益は自らが得ます。弁護士事務所も同じような組織形態を取っています。「プロフェッショナル」に適合した働き方なのでしょう。

ニュルンベルク裁判の教訓

では、医師の場合はどうでしょうか。私は多くの医師、特に勤務医や研究医の働き方は「プロフェッショナル」とは呼べないと考えています。報酬や研究費を病院や国からもらうためです。

通常、一つの病院や研究所・大学で働き、専従義務が課されます。

お金を払ってくれる人に頭が上がらなくなるのは世の常です。この条件で働くと、患者より上司や国の意向を尊重するようになります。いつのまにか、長いものに巻かれるのに慣れます。理不尽と思っても上の者には楯突かず、やり過ごすようになります。やがて感覚が麻痺します。

患者に無断で、個人情報を製薬企業に送っていた東大病院の医師たちも、こうやって患者を「裏切る」ようになったのでしょう。

世界の医師たちは、どうすれば「プロフェッショナル」たり得るか、議論を積み重ねてきました。苦い経験もしました。

有名なのは、1946年12月から翌年の8月にかけてドイツのバイエルン州のニュルンベルクで行われたニュルンベルク裁判です。罪に問われたのは、強制収容所での人体実験と約350万人のドイツ国民を対象とした強制不妊手術を行った23人の医師たちです。

被告たちは「上司に命令された。自分の責任ではない」と無実を主張しましたが、訴えは認められず、7人が絞首刑となりました。

この裁判では、政府からの命令で個人がとった行動の責任を問えるのかが議論されましたが、最終的には医師の職業規範が優先され、極刑となりました。医師は、たとえ組織人であろうと、

5 『マッキンゼーをつくった男 マービン・バウワー』（エリザベス・イーダスハイム著、村井章子訳、ダイヤモンド社）は、医師を目指す人が「プロフェッショナル」を考える上で参考になります。

自らがとった行為に個人的な責任を追及されたのです。

この裁判では、許容されうる医学実験の10のポイントをまとめた「ニュルンベルク綱領」が作成されました。ポイントは、医学実験を行うときには患者の同意が必須であるということです。ナチスの蛮行に対する反省から生まれた考え方です。

当初、この綱領は英米の医師からは歓迎されませんでした。ナチスの人体実験は「野蛮人の蛮行で、自分たちのような文明人とは無関係」と考える人が多かったからです。戦勝国からはファシズムが吹き荒れたドイツや日本は見下されていたのです。

ところが、先進国であるはずの米国でも人道にもとる人体実験が行われていたことが明らかになります。

たとえば、1940年代、シカゴにあるステートヴィル刑務所で、マラリア治療薬の効果を調べるため、マラリアに感染した蚊に囚人の血を吸わせ感染させていました。この研究では死亡者も出ています。

当時、アメリカは日本と交戦中でした。マラリアが蔓延する東南アジアが戦場となります。マラリアの治療薬確保が至上命題ですが、特効薬であるキニーネの供給には限界があり、米軍は新薬の開発に力を注ぎました。ペンタキンという新薬候補が見つかったのですが、米国内にはマラリア患者はあまりいません。新薬開発を推し進めるため、マラリア患者を「製造」したのです。

この研究は29年間も続けられ、441人がマラリアに感染させられました。

アメリカの医師も国家の指示に従い、人体実験を行いました。メディアも「被験者は説明を受けた上で、米国のために身を捧げた」と賞賛しました。

20世紀は「戦争の世紀」です。20世紀の戦争は軍人だけが行うのでなく、老若男女を問わずすべての国民が関わる国家総力戦となりました。医師も国家の歯車となりました。これはドイツや日本に限った話ではありませんでした。戦後、世界各国で行われた人体実験が次々と明らかになっていきます。

このような流れを受け、1964年6月に世界医師会はヘルシンキ宣言を採択します。ポイントは、「もう人体実験は許されない。医学研究を行う場合には、被験者の尊厳、自己決定権を尊重せよ」ということです。

この宣言は法的拘束力のある国際法ではありませんが、医師の職業規範として、それより上位に位置します。こうやって、医師の世界では職業集団としての規範を確立していきました。医師という職業集団が、国家の枠を超えて共通の価値基準を持つようになったのです。

日本の強制不妊政策

一方、わが国の状況はお寒い限りでした。戦後の1948年には、旧優生保護法に基づき、遺伝性の精神疾患や身体疾患を有する人を対象に強制不妊手術が始まりました。ニュルンベルク綱領など眼中になかったようです。

日本政府の「暴走」は止まりませんでした。4年後には遺伝性疾患以外の精神障害や知的障害者にも対象を拡大しました。1996年に母体保護法に改正されるまで、少なくとも1万6、475人が施術を受けました。

残念なことに、わが国でこの政策を推し進めたのは医師です。中心となったのは谷口弥三郎（1883〜1963）です。

谷口は、私立熊本医学校（現熊本大学医学部）を卒業した産婦人科医です。ドイツへの留学を経て、1915年（大正4年）には母校の教授となります。1947年（昭和22年）には第1回参議院議員選挙に出馬して当選します。そして提案したのが優生保護法です。

戦前、谷口は国策である「産めよ、殖やせよ」に賛同し、熊本で婦人を中心とした人的資源調査を行なっていました。ところが、戦後は一転し、産児制限につながる優生保護政策を支持します。機を見るに敏な医師だったのでしょう。

谷口は参議院議員を務める傍ら、1950〜52年まで日本医師会会長を務め、1953年には久留米大学の第2代学長に就任します。久留米大学には現在も谷口の銅像があります。

谷口は職業的プロフェッショナルである医師というより、医学知識を有した政治家です。このような人物を未だに顕彰し続ける日本の医療界は未熟であると言わざるを得ません。

ちなみに優生保護法については、当時から批判も多く、日本を占領していたＧＨＱは「医学的根拠が不明」と批判し、見直しを求めたことがわかっています。

公衆衛生の名を借りた国家の犯罪は強制不妊政策に限りません。1996年にらい予防法が廃止されるまで、ハンセン病患者の強制隔離が続きました。

強制不妊であろうが、ハンセン病患者差別であろうが、実際に手を下したのは医師です。ニュルンベルク裁判の教訓は、国家の暴走を止めるのは「プロフェッショナル」である医師の責任であるとしています。

わが国で強制不妊やハンセン病患者差別に対して、政府の責任を追及する声はありますが、医師個人の責任が議論されることはありません。また、この問題に医師が自ら取り組む気配もありません。医学界や医師会も頬被《ほおかむ》りを決め込んでいます。日本の医療界は問題があると言わざるを得ません。

若者よ、自立した医師を目指せ

本来、医師は患者を治療する「個人商店」です。業務独占資格を有し、経済的にも容易に自立できます。このように医師が優遇されているのは、国家や権力者に媚びず、患者サイドに立って働くことを社会が求めているからです。

ところが、強制不妊手術から東京大学血液腫瘍内科の患者情報漏洩まで、医師の職業規範にもとる行為は枚挙に暇がありません。露顕したのは氷山の一角でしょう。

なぜ、こんな事になってしまうのでしょうか。私は、医師個人が自立していないからだと考えています。

日本では医師の多くが勤務医で、大学の医局に所属します。勤務する病院は医局が決め、若い頃は数年ごとにローテンションします。派遣先の病院での雇用形態はサラリーマンと同じです。これでは精神的にも経済的にも自立しません。自らの保身のために、上司の意向を忖度します。

「プロフェッショナル」である医師は「自立」した生き方ができます。医師・患者関係に国境はないため、グローバルに活動しやすい仕事です。高齢化が進む世界で、健康は大きな関心を集めています。国内外に医師を求めている人は多数います。医師という仕事には大きなポテンシャルがあります。

ところが、わが国の医師の多くは未だに「白い巨塔」に閉じこもり、その能力を有効に活用できていません。そして、多くの若者は、このような先輩医師の姿を見て、進路を決めます。

世界が求める医師は大きく変わりつつあります。21世紀の世界で必要とされるのは、どのような医師か、誰も明快な答えはもっていません。現場で働き、地道に試行錯誤を繰り返すしかありません。

第3章 医学部の歴史と現在

医学部を知るには歴史を学べ

医学界は「西高東低」

社会はつねに変化しています。求められる医療も変わります。これから医師を目指す皆さんは、社会の変化に敏感でなければなりません。そのためには歴史を学ぶことです。未来は過去の延長線上にあるからです。歴史を勉強すると、社会の見え方が変わってきます。

「東京一極集中」、「地方の衰退」。

メディアがしばしば取り上げるテーマです。

教育も例外ではありません。「東京にはいい大学があり、学問をするには東京に行かねばならない」とお考えの方が多いのではないでしょうか。

たしかに、わが国には大学教育の地域格差が厳然として存在します。東京には東京大学や慶應義塾大学のような有名な大学があります。東京の医学部のレベルは高いと考えるのもやむを得ないかもしれません。

ところが、必ずしもそうとは言えないのです。医学の世界では、「実力の評価」は比較的容易です。なぜなら、医学界では、英語で論文を発表するという全世界で確立した評価基準があるからです。

その最たるものがノーベル生理学・医学賞です。わが国からは過去に4人が受賞していますが、最難関の東京大学医学部出身者はいません。

この傾向は医学分野に限った話ではありません。自然科学系で過去に21人がノーベル賞を受賞していますが、東京大学出身者は4人だけです。京都大学の8人に遠く及びません（2019年）。

2018年度、東京大学が受け取った運営費交付金は811億円、京都大学の557億円の1・5倍です。ノーベル賞に関して、東京大学の生産性は京都大学の3割程度という見方も可能です。

一方、文学賞や平和賞など人文系の受賞者3名は全員が東京大学卒です。このような分野では、自然科学の論文に相当する評価基準が確立しておらず、政治力が影響するからかもしれません。

表1　各大学の大学病院所属医師100人あたりの『コア・クリニカル・ジャーナル』論文数

京都大	48.6	広島大	16.4	富山大	9.9	山形大	6.3	独協医大	4.0
名古屋大	41.1	徳島大	15.4	筑波大	9.9	鳥取大	6.3	日本医大	3.6
大阪大	39.4	愛媛大	15.3	産業医大	9.6	杏林大	6.3	順天堂大	3.5
金沢大	36.9	和歌山県立医大	15.0	佐賀大	9.5	新潟大	5.6	藤田保健衛生大	3.4
東京大	34.1	山口大	14.9	琉球大	9.2	宮崎大	5.1	島根大	3.3
熊本大	30.3	三重大	14.7	香川大	8.7	大阪医大	4.9	聖マリアンナ大	3.1
九州大	29.2	京都府立医大	14.5	大阪市大	8.3	日本大	4.8	東邦大	3.0
東京医科歯科大	26.5	岡山大	14.5	高知大	8.2	東京医大	4.6	福岡大	3.0
千葉大	25.5	山梨大	13.9	旭川医大	8.0	関西医大	4.5	金沢医大	2.9
神戸大	24.4	大分大	13.8	福島県立医大	7.5	帝京大	4.4	東海大	2.7
長崎大	21.8	岐阜大	13.3	横浜市大	7.5	北里大	4.4	近畿大	2.4
群馬大	20.6	札幌医大	13.0	福井大	7.4	川崎医大	4.3	慈恵医大	2.1
慶応大	19.2	東北大	12.1	信州大	7.1	自治医大	4.3	昭和大	2.0
名古屋市大	18.5	秋田大	11.6	久留米大	7.1	東京女子医科大	4.2	埼玉医大	1.6
北海道大	17.7	浜松医大	10.7	鹿児島大	7.0	岩手医大	4.1	愛知医大	1.0
滋賀医大	16.9	弘前大	10.1	奈良県立医大	6.7	兵庫医大	4.1	防衛医大	—

この調査は，当時東大医学部５年生だった伊藤祐樹君が行った．この研究では，米国立医学図書館のデータベースを用いて，『コア・クリニカル・ジャーナル』（医学分野で重要性の高い雑誌）に掲載された論文数を調べた

話を医学に戻しましょう。医学界における「西高東低」の傾向はトップ研究者に限った話ではありません。臨床研究でも格差があります。

少し古くなりますが、我々のチームが大学病院の臨床研究の実績を比較した研究結果をご紹介しましょう。

表１は２００９年１月から２０１２年１月までの間に、全国の大学病院を対象に、所属する医師１００人当たりが発表した臨床論文の数を示しています。

上位陣には京都大学、名古屋大学、大阪大学など西日本の大学が名を連ねます。東京大学の順位は5位。臨床論文の生産性は京都大学の70%、名古屋大学の83%です。実はわが国の医療の格差は「東京対地方」ではなく、「西高東低」なのです。

明治維新が格差を作った

なぜ、こんなことになってしまったのでしょうか。私は、わが国の近代史を反映していると考えています。どういうことでしょうか。

この問題については、拙著『日本の医療格差は9倍　医師不足の真実』（光文社新書）で詳述しました。ご興味のある方はお読みください。本書では概要をご説明しましょう。

わが国では、大学とは明治政府が富国強兵を目的に設立したものから始まります。[6] これは欧米先進国とは対照的です。

欧州最古の大学として知られるイタリアのボローニャ大学は、自由都市国家の市民たちによって開設されました。米国のハーバード大学は、17世紀に清教徒派の牧師が寄贈した財産と蔵書をもとに活動が始まりましたし、英国のオックスフォード大学は、12世紀に英国王ヘンリー2世が英国人の学生がパリ大学で学ぶことを禁じたため、パリから移住してきた学生が集まってできたことに由来します。[7]

わが国の大学は、1877年（明治10年）に東京開成学校と東京医学校が合併し、東京大学が創設されたことから始まります。このとき、法・理・文の三学部、東京医学校が改組され、医学部が設置されました。

1886年（明治19年）3月には、帝国大学令が公布されます。わが国は、国を挙げて、高等教育の充実に尽力します。

では、この時期の社会情勢は、どんな感じだったのでしょうか。前年3月には福沢諭吉が『脱亜論』を発表し、[8] 4月には日本と清国の間に天津条約が結ばれます。1884年（明治17年）に朝鮮で起こった甲申政変（李氏朝鮮へのクーデター）の事後処理です。日本人が自信をつけ、朝鮮半島、中国などアジアの周辺諸国へ進出し始めた時期です。

また、1885年（明治18年）12月には、旧来の太政官制度が廃止され、内閣制度が発足します。初代の総理大臣は長州藩出身の伊藤博文です。さらに、1886年（明治19年）1月には北海道庁が設置されます。北海道の開拓をリードしたのは薩摩藩出身者です。明治維新以来の動乱が収まり、薩長出身者を中心に国内の体制整備が進みます。

帝国大学令が公布されたのは、このような時期です。急成長する日本社会は、一人でも多くの専門職を必要としていたのでしょう。そのためには、高等教育システムの確立が必要でした。これが、わが国の大学教育の始まりです。

わが国では、帝国大学令公布以降、1939年（昭和14年）までに合計9つの帝国大学ができ

6　わが国の大学を知るには東大の歴史を学ぶとよいでしょう。立花隆の『天皇と東大　大日本帝国の生と死』（文藝春秋）がお勧めです。

7　大学の歴史を議論する際、科学の歴史を考慮しなければなりません。米国の物理学者で、1979年にノーベル物理学賞を受賞したスティーブン・ワインバーグの『科学の発見』（文藝春秋）は良書です。

8　福沢諭吉の著作は明治の日本人を理解する上で有用です。斎藤孝による『学問のすすめ　現代語訳』『現代語訳福翁自伝』（いずれも、ちくま新書）は、現代人でも読みやすくお勧めです。

（単位：億円）

	2018年度予算額		2018年度予算額
北海道教育大学	70	豊橋技術科学大学	37
岩手大学	69	京都教育大学	36
東京農工大学	65	奈良女子大学	36
埼玉大学	61	福島大学	36
大阪教育大学	60	兵庫教育大学	35
奈良先端科学技術大学院大学	60	福岡教育大学	34
浜松医科大学	58	鳴門教育大学	34
一橋大学	57	上越教育大学	32
滋賀医科大学	57	東京外国語大学	32
宇都宮大学	56	滋賀大学	30
東京海洋大学	55	帯広畜産大学	28
九州工業大学	54	宮城教育大学	27
電気通信大学	53	室蘭工業大学	27
北陸先端科学技術大学院大学	53	奈良教育大学	25
東京芸術大学	52	筑波技術大学	24
旭川医科大学	51	北見工業大学	23
京都工芸繊維大学	50	政策研究大学院大学	21
愛知教育大学	48	総合研究大学院大学	18
名古屋工業大学	47	鹿屋体育大学	14
お茶の水女子大学	45	小樽商科大学	13
和歌山大学	40	計	10,204
長岡技術科学大学	37		

ました。国内の7つ以外に、1924年（大正13年）にソウル、1928年（昭和3年）には台北にも帝国大学が設立されます。

大学は帝国大学だけではありません。明治から戦前までの期間に、他の官立や県立大学、さらに私立大学を入れれば、国内に53、外地に8つの大学ができました。先人たちは、随分と頑張って大学を立ち上げ続けたものです。

このような大学の中で、私が注目しているのは、戦前に設立された20の官立（国立）大学です。このうち、終戦時に廃校になった神宮皇學館大学を除く19大学は、現在も一流の国立大学としての地位を保っています。

大学のランクを評価する際に、国から

表2　2018年度の国立大学運営費交付金ランキング

	2018年度予算額		2018年度予算額
東京大学	811	愛媛大学	126
京都大学	557	徳島大学	125
大阪大学	459	三重大学	118
東北大学	453	山口大学	117
九州大学	432	群馬大学	115
筑波大学	401	山形大学	114
北海道大学	369	鳥取大学	112
名古屋大学	316	香川大学	110
広島大学	256	佐賀大学	109
東京工業大学	218	島根大学	108
神戸大学	217	岐阜大学	104
岡山大学	183	弘前大学	104
千葉大学	182	高知大学	101
鹿児島大学	160	福井大学	100
長崎大学	160	宮崎大学	96
金沢大学	157	山梨大学	96
新潟大学	154	秋田大学	95
熊本大学	146	静岡大学	95
信州大学	141	大分大学	92
東京医科歯科大学	135	横浜国立大学	84
富山大学	134	東京学芸大学	83
琉球大学	128	茨城大学	70

配分される予算の額を用いることがあります。国立大学の場合は運営費交付金です。この評価の前提には、運営交付金の額が大きい大学ほど、多くのスタッフを抱え、さまざまな活動ができるので、レベルが高いとされています。

わが国には86の国立大学法人が存在します。2018年度予算で、運営費交付金の総額は1兆2204億円です。表2は、そのランキングです。

運営交付金の支給額の上位19大学のうち、18大学が戦前に設立された官立大学を前身に持ちます。このランキングから漏れたのは、一橋大学（旧東京商科大学）だけです。理系学部のない大学です。

一橋大学の代わりにランキングに入っているのは鹿児島大学です。一橋大学と違い、医学部や工学部など理系学部を有します。

では、なぜ鹿児島大学がここに出てくるのでしょうか。これも歴史が関係します。鹿児島大学の歴史は古いのです。前身は旧薩摩藩の藩校造士館、および旧第七高等学校です。旧制第七高等学校は、1901年（明治34年）に、わが国で7番目に設立された旧制高校、俗に言うナンバースクールです。

東京大学の教養学部の前身は旧制第一高等学校。ナンバースクールは、エリートが進学する学校でした。鹿児島には、このように他の地区に先駆けて、高等教育機関が設立されています。もちろん、これは明治政府を仕切っていたのが、薩長を中心とした勢力であったためでしょう。

ただ、鹿児島は、完全な勝ち組ではありませんでした。1877年（明治10年）の西南戦争で、西郷隆盛率いる旧士族たちは、新政府軍に敗れ去っているからです。このことは、鹿児島の教育にも大きく影響しているようです。[9] 第1から第8まであるナンバースクールの所在地のうち、戦前に官立大学が設置されなかったのは鹿児島だけです。鹿児島出身者は「もし、西南戦争で薩摩が負けなければ、鹿児島には鹿児島帝国大学ができていただろう」と言います。

意外に思われるかも知れませんが、このように、わが国の高等教育は、明治から戦前にかけての歴史の影響が、現在も残っているのです。ただ、これはある意味で当然です。教育制度を含む近代日本の礎が、明治から戦前にかけて完成しているのですから。

日本の大学は医学部を中心に発展した

戦前の大学教育を考える上で、もう一つ注目すべきことがあります。それは、わが国の大学教育システムが発展する上で、医学部の影響が大きかったことです。

この状況は、今でも変わりません。現在も、医学部は強い影響力を持ちます。それは、医学部が大学設立時に中心的な役割を担ったことに加え、附属病院からの現金収入があること、および国から支給される運営費交付金が大きいためです。

たとえば、わが国には東京医科歯科大学、浜松医科大学、滋賀医科大学、旭川医科大学の４つの国立の医科大学がありますが、このような大学が２０１８年度に受け取った運営交付金は、それぞれ１３５億円、58億円、57億円、51億円です。

戦後に設立された67大学のうち、東京医科歯科大学が受け取った運営費交付金は、鹿児島大学、信州大学に次いで第3位です。多くの総合大学を凌ぎます。

また、単科大学である浜松医科大学、滋賀医科大学、旭川医科大学が受け取った運営費交付金は、医学部がない総合大学である埼玉大学（61億円）、宇都宮大学（56億円）と同レベルです。

医学部の有無は国立大学の予算規模に影響します。２０１８年度の運営費交付金交付額のランキングで、医学部のない大学は、10位の東京工業大学の後は40位の静岡大学までありません。医

9 毀誉褒貶《きよほうへん》ありますが、司馬遼太郎の『翔ぶが如く』（全10巻）は医師を目指す若者に是非読んでもらいたい本です。日本の近代化を考えるきっかけになります。

学部を持つ総合大学で、静岡大学より下位にランキングするのは、41位の大分大学だけです。

医学部を設立するには、多くの専門家を集め、巨額の資金が必要になります。近年、宮城県仙台市の東北医科薬科大学と千葉県成田市の国際医療福祉大学に医学部が新設されましたが、21世紀になっても、医学部を新設するのは大変です。現在と比べてはるかに貧しかった明治から戦前に医学部を立ち上げた先人たちの苦労は察して余りあります。

戦前、20の官立大学のうち、13の大学に医学部がありました。旧七帝大と旧六官立医科大学です。後者は、現在の千葉大学、新潟大学、金沢大学、岡山大学、長崎大学、熊本大学の前身です。

このような大学では、今でも医学部が強い影響力を持ちます。２０１８年度、旧七帝大のうち3つの大学で医学部出身者が学長、あるいは総長を務めていますし、旧官立六医科大学を前身に持つ大学でも、５つの大学で学長は医学部出身です。

医学部が力をもつのは旧七帝大や旧官立六医科大学に限った話ではありません。わが国には戦後に設立された25の国立総合大学があります。２０１８年度、このうち16の大学で医学部出身者が学長を務めていました。多くの総合大学で医学部が権力を握っていることがわかります。

医学部の偏在

医学部と町興し

医学部を誘致すると、医師が増える以外にも、さまざまな面で地域振興に貢献します。

茨城県つくば市は、その典型例です。茨城県には茨城大学、筑波技術大学、筑波大学の3つの国立大学が存在します。

特記すべきは筑波大学です。2018年度の運営費交付金は401億円。東京大学、京都大学、大阪大学、東北大学、九州大学に次ぐ6位です。旧七帝大である名古屋大学、北海道大学よりも上位に位置します。

一方、茨城大学が受け取った運営費交付金は44位で70億円、筑波技術大学は81位で24億円です。言うまでもありませんが、筑波大学の予算規模が大きいのは、医学部があるからです。

筑波大学の前身は1872年（明治5年）に、江戸幕府の直轄教学機関である昌平坂学問所（昌平黌《しょうへいこう》）が移転した跡地に設立された東京師範学校です。その後、高等師範学校、東京高等師範学校を経て、1949年に東京文理科大学、東京農業教育専門学校、東京体育専門学校などと合併して、東京教育大学となります。その後、1973年に茨城県つくば市に移転し、筑波大学となります。

余談ですが、進学校として有名な筑波大学附属中学・高校、および筑波大学附属駒場中学・高校の前身は、それぞれ東京高等師範学校附属中学校・高等学校、東京農業教育専門学校附属中学校・高等学校です。筑波大学附属駒場中学・高校で農業実習があるのは、このような歴史があるからです。

話を戻しましょう。１９７３年に筑波大学が設立されたとき、新たに新設された学部がありました。それは医学専門学群（他の大学の医学部に相当）です。教員養成大学と医科大学では予算規模がまるで違います。巨大な公共事業が毎年実施されるのと同じ状況になりました。

筑波山麓の農村だったこの地は、現在、人口23万人を抱える大都市に発展しました。筑波大学が受け取る運営費交付金の多くは人件費に充てられますから、学生を含む大学関係者、およびその家族だけで数万人が住んでいるこの都市に影響が及びます。大学が地域経済を支えていると言っても過言ではありません。

２００５年（平成17年）には東京の秋葉原との間に、つくばエクスプレスが開通しました。さらに、２０１７年（平成29年）2月には圏央道の境古河《さかいこが》ＩＣとつくば中央ＩＣの間が開通しました。インフラが整備され、つくば市は地価が上昇しています。

筑波大学からは多数のベンチャー企業が立ち上がっています。２０１８年度は百十一社で、これは東京大学、京都大学についで3位です。

２０１４年3月にはロボットスーツ「ＨＡＬ」を開発するサイバーダイン社が東京証券所マザ

ーズに上場したことが話題となりました。サイバーダイン社は世界展開を進めており、「HAL」は米国でも医療機器として承認され、脳卒中後のリハビリなどに利用されています。

創業者の山海嘉之《さんかいよしゆき》氏は1987年に筑波大学を卒業した工学者です。岡山朝日高校を卒業し、筑波大学に進学しました。筑波大学の誘致が、この地に全国から優秀な人材を集め、画期的な医工連携の成果を産んだと言えるでしょう。つくば市は[10]、医学部の誘致が町興しに繋がりました。

なぜ医学部は偏在したのか

医学部誘致が都市を発展させたのは、つくば市に限った話ではありません。古くからの医学校・医学部の存在は都市の発展と密接に関係してきました。

極論すれば、明治から戦前にかけて、医学校・医学部の有無が都市の発展を規定したといっていいかもしれません。

それは当時の高等教育の中心が医学だったからです。地域力は畢竟《ひっきょう》、人材力。人材を育てるのは高等教育です。

わが国で近代教育が始まるのは幕末です。当時の学問の中心は蘭学でした[11]。そして、蘭学の中

10　つくば市の発展は、1968年に着工した筑波研究学園都市計画によるものです。本書では紹介しませんが、筑波大学以外にさまざまな政府系の研究機関が移転してきました。企業も研究機関を立ち上げ、製薬関係では、アステラス製薬、エーザイ、小野薬品などが研究所を設置しました。

心は医学でした。福沢諭吉は大阪の適塾に学びました。師の緒方洪庵が医師だったことなどが、その象徴です。

幕末、多くの藩が藩校を設け、蘭学を取り入れました。戊辰戦争で勝利した薩長を中心とした西日本では藩校が母体となって、現在の高等教育機関ができあがりました。

東京大学は江戸幕府の昌平坂学問所、開成所、医学所、京都大学は江戸幕府が長崎に開設した長崎養生所、九州大学は福岡藩の賛生館《さんせいかん》（医学教育を行う藩校）が前身です。

大学の序列が、明治から戦前にかけてでき上がったことは、先ほどご紹介したとおりです。このとき、西日本の藩校は生き残り、東日本は潰れていきます。ウィキペディアの「藩校」を調べると、幕末に九州の32藩、中国地方の22藩が藩校を持っていたことがわかります。現在、九州では鹿児島大学、熊本大学や修猷館《しゅうゆうかん》高校（福岡）、明善高校（久留米）などの藩校の流れを汲む9つの学校が残っています。中国地方では、岡山大学、修道高校（広島）など7校が残っています。

一方、東北地方では28藩に藩校がありましたが、その後継が残っているのは東北大学（仙台藩）など4校、関東地方に至っては51藩のうちわずかに2校です。

東京に乗り込んだ薩長新政府にとって、周囲は敵ばかりだったのでしょう。城を壊し、幹部養成機関である藩校を潰したのです。

この結果、明治期の高等教育機関は西高東低という形で偏在するようになりました。戦前に設立された官立医学部13校のうち、8校は名古屋以西に位置しました。九州だけで3つです。一方、東日本には北海道、仙台、新潟、千葉、東京の4か所しか存在しませんでした。

私は、東日本の医学部の中で、東京と札幌は分けて考えています。東京は、新政府のお膝元です。また、新しい首都です。当然、集中的に投資したでしょう。

注目すべきは札幌です。知人の島津義秀氏は「鹿児島人にとって、札幌には親近感があります。我々の先人たちが開発したのですから」と言います。島津氏は、戦国時代鬼島津と恐れられた島津義弘候を始祖とする加治木島津家の当主です。

明治時代、北海道の開拓を仕切ったのは旧薩摩藩出身者でした。その頂点に立ったのが、第2代総理大臣となる黒田清隆です。1870年（明治3年）から1882年（明治15年）まで北海道の開拓使（北海道開拓のための官庁）の次官・長官を務めます。

現在も札幌を代表する企業であるサッポロビールは、1876年（明治9年）に開拓使が設立した「開拓使麦酒醸造所」が始まりです。

鹿児島県内の居酒屋では、現在でも「サッポロビールは鹿児島人がつくった」という地域限定

11　幕末の学問について知りたい方は、みなもと太郎の長編漫画『風雲児たち』（SPコミック）がお勧めです。「幕府鳴動編（徳川幕府成立編）」（ワイド版1～3巻）、「田沼時代編―寛政編（蘭学黎明編）」（4～12巻）、「暴走編―化政編（蘭学鳴動編）（13～20巻）」、「幕末黎明編（風雲児幼年編）（15～20巻、蘭学鳴動編と並行）」、「幕末編（全32巻）」を読むと、江戸期の学問のイメージがわきます。

のキャッチコピーを見かけます。サッポロビールの売り上げは、鹿児島県内で高いのです。

北海道は薩摩肝煎りの場所でした。北海道大学の前身である札幌農学校は、１８７５年（明治8年）に東京の芝増上寺の敷地内にあった「開拓使仮学校」を、札幌に移転させ、「札幌学校」（後の札幌農学校）として開設されます。初代校長は調所広丈《ちょうしょひろたけ》、薩摩藩士です。農学部を中心として発展しますが、１９１９年（大正8年）に医学部ができます。人口５２８万人の北海道が帝国大学を抱え、多くの人材を輩出します。

このように考えると、戦前までに旧幕府側の支配地に医学部ができたのは、新潟、千葉、仙台の3か所だけです。その数は九州と同じです。

戊辰戦争の影響は、これだけではありませんでした。東日本の県と比べて、西日本の県が小さいことも東西格差を生みました。

２０１５年の国勢調査によれば、人口２００万人以上の県は、全国で17ありますが、近畿地方以西は大阪、兵庫、福岡、広島、京都の5県だけです。一方、人口１００万人以下の県は9つありますが、東日本は山梨だけです。

どうして、こんなことになるのでしょうか。これも戊辰戦争で西国雄藩を中心とする官軍が勝ったからです。勝者は、そのまま独立を維持し、敗者は周辺の藩と合併させられて、一つの県になりました。

たとえば、鹿児島県は旧薩摩藩（島津家）だけで構成されています。高知県は旧土佐藩（山内家）、徳島県は旧阿波徳島藩（蜂須賀家）も同様です。東日本にも、旧仙台藩（伊達家）だけで構成される宮城県など例外もありますが、基本的に多くの藩が合併しています。

その典型が福島県です。そもそも、福島県は浜通り、中通り、会津という、気候も風土もまったく異なる３つの地域が合併してできた県です。幕末には11の藩が存在しました。最大の藩は会津藩28万石です。戊辰戦争の後は、板倉藩３万石の城下町であった福島に中心を移します。従来、新潟と交流が多かった会津、仙台との交流が多かった相馬地方などと合併したのですから、いまだに県としての一体感がありません。

このことが、医師不足と関係するのは、高度成長期の１９７３年、第二次田中内閣のもとで「一県一医大構想」が閣議決定され、１９７３年から１９７９年にかけて、全国に16の国立大学医学部が設置されたからです。

このとき、新たに国立の医学部が設置された県の数は、北海道1、東北1、関東1、甲信越1、東海1、北陸2、近畿1、四国3、中国1、九州4です。関東より東には３つしか設置されていないのに、中国・四国・九州だけで８つです。

１９７５年当時、千葉県の人口は４７５万人でした。四国の人口は約４００万人です。千葉県には県内に千葉大学があるため、医学部は新設されず、四国にはすでに存在した徳島大学以外に新たに３つの医学部が新設されました。

九州や北陸の状況も四国と同じです。このようにして、医師養成数の格差は、さらに拡大しました。

さらに、一部の都道府県では国立の医学部が設立されませんでした。それは和歌山、奈良、神奈川、埼玉、栃木、福島、岩手県です。すべて幕末に佐幕派だった地域です。九州・中国地方・四国の合計16の県にはすべて国立の医学部があるのとは対照的です。

１８９７年（明治30年）に開設された私立岩手病院を前身とする岩手医科大学以外は、第二次世界大戦以降に設立されたものばかりです。和歌山県立医科大学、奈良県立医科大学、福島県立医科大学、横浜市立大学は戦時中の医学専門学校が、戦後に公立大学（都道府県や市町村立）医学部に昇格しましたし、埼玉医科大学と獨協医科大学は高度成長期に設立された私立大学です。

どうして、これらの県には国立大学の医学部を設置しなかったのでしょうか。

さらに、東日本にとって不幸だったのは、高度成長期以降、この地域の人口が急速に増加したことです。

１９７５年から２０１５年の間に、日本の人口は1億１１９４万人から1億２７０１万人に、13％増えています。一番人口が増えたのは関東地方で、増加率は31％です。一方、近畿地方は約10％。九州は５％。四国に至ってはマイナス５％です。この結果、関東での医師養成数の不足は、益々深刻化しました。

ところが、１９８０年代の「医療費亡国論[12]」や「医師過剰論[13]」の登場とともに、各県に最低一つの医学部を作ろうという「一県一医大構想」の主旨が、「一つの県には一つ医学部があれば十分」と日本医師会などの既得権者にねじ曲がった形で利用されました。千葉県成田市に医学部を新設する際には、「千葉県にはすでに千葉大学がある」「もう一つ医学部を作ると、現場から医師がひきぬかれる」と医学部新設不要の言いわけとして使われました。皮肉なことです。当面人材育成の東西格差は是正されそうにありません。

医学部の偏在が産みだした人材格差

国立大学で医学部は別格で、予算規模が多いことは前述したとおりです。運営費交付金の多くは大学の教職員の人件費に充てられます。地元のエリート層を国の税金で養っていることになります。彼らはイノベーションの担い手です。

国から地域への教育投資という観点からみれば、大きな地域間格差が存在します。次ページの図3は、18歳人口一人あたりの運営費交付金を比較しています。もっとも多いのは京都で、もっ

12　厚生省（当時）の保険局長であった吉村仁が主張。当時、高齢化の進行とともに医療費が急増していました。1983年（昭和58年）3月、吉村は『社会保険旬報』に寄稿した文章のなかで、「このまま医療費が増え続ければ、国家がつぶれるという発想さえでてきている」と述べ、翌年の健康保険法改正では、現役世代医療費の1割自己負担を導入しています。また、吉村は、一県一医大制度の導入により、将来は医師が過剰になると考えていました。

13　1982年（昭和57年）、政府は医学部定員を削減することを閣議決定します。1983年（昭和58年）、当時の日本医師会長であった武見太郎は、自著『実録日本医師会』（朝日出版社）の中で、「今医者がむちゃくちゃ増えている」「保険だけで、こんなに大勢の医者を食わせることが出来ない」と述べています。将来の財政難を危惧する政府と、医師過剰による失業を避けたい医師たちの意向がマッチしました。

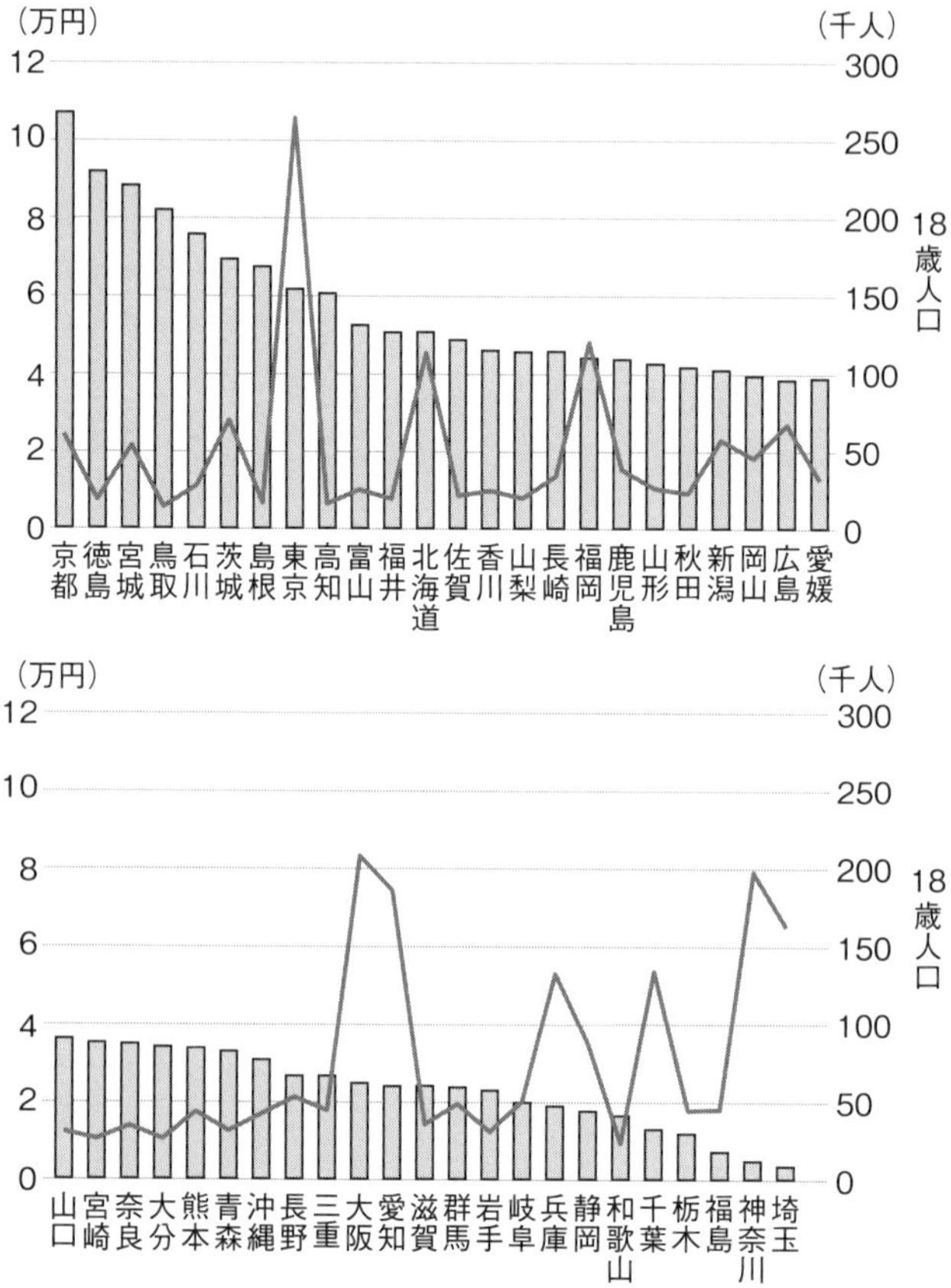

図3　18歳人口一人あたりの各都道府県が受け取る国立大学の運営費交付金（左の縦軸）
出典：18歳人口・進学率・残留率の推移（リクルート進学総研）
平成30年度　国立大学法人運営費交付金等　法人別予算額（文部科学省）

とも少ない埼玉県の29倍です。京都がグローバル化時代に急成長しているのは、観光資源が豊富という理由だけではありません。明治以来、巨額の教育投資を受け続け、知的人材の層が厚いからです。

日本経済新聞は２０１９年4月27日に「平成30年間でもっとも時価総額を増やした企業」、「平成30年間でもっとも時価総額を減らした企業」を紹介しました。企業の時価総額は株価に影響されます。この記事は１９８９年1月9日の時点と２０１９年4月26日の時点の時価総額を比較したものです。

平成の期間に成長した企業は、トップこそトヨタ自動車ですが、トップ10のうち6社を関西企業が占めます。キーエンス、日本電産、任天堂、武田薬品工業、ダイキン工業、村田製作所です。日本電産、任天堂、村田製作所は京都発の企業です。東京の企業は、ソニーしか入っていません。逆に時価総額を減らした企業はＮＴＴ、東京電力、関西電力、東京ガスなど、地域独占型のインフラ企業です。

情報化社会に適合した高付加価値型企業が成長し、大量生産をベースとした製造業が衰退したと言っていいでしょう。前者を支えるのは、高度技能人材です。京都が生き残ったのは、その層が厚かったからです。

あまり認識されていませんが、わが国は高度教育機関の偏在が高度技能人材の偏在を生みだし、地域の生産性に影響しています。

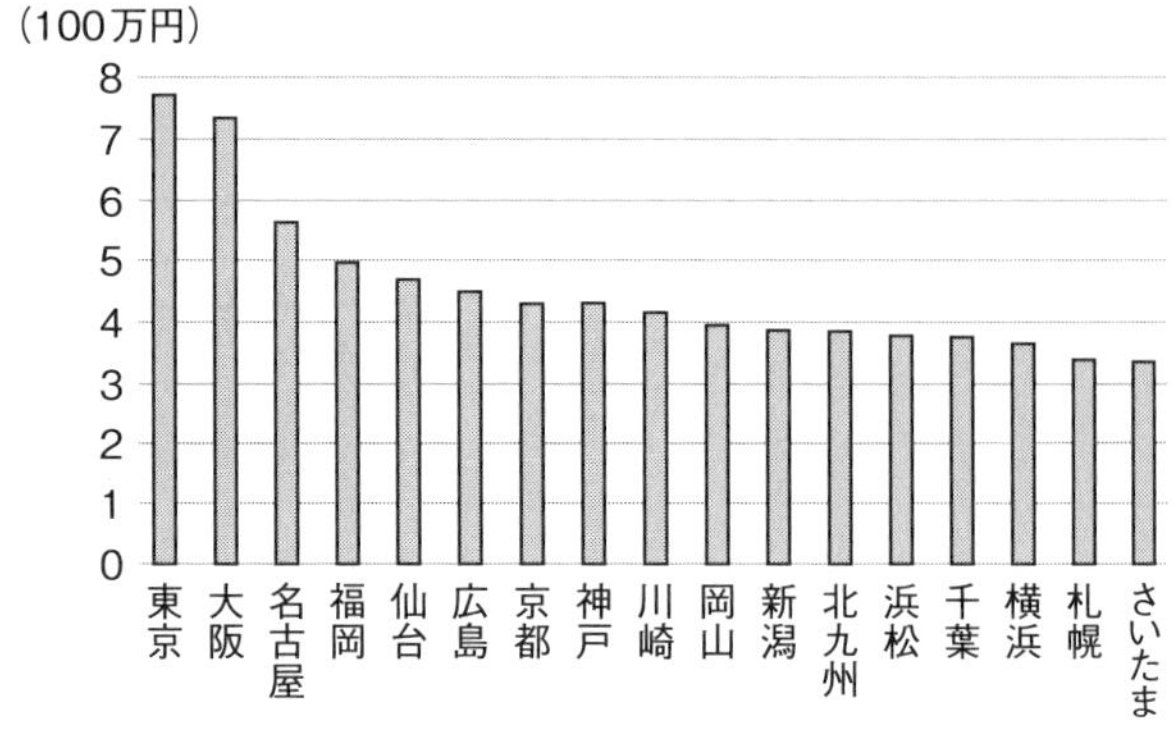

図4　東京都および政令指定都市の住人一人あたりのGDP
出典：内閣府平成27年度県民経済計算

図4は東京都および政令指定都市の住民一人あたりのGDPを比較したものです。さいたま市、横浜市が低いのがわかります。これらの都市は東京のベッドタウンになっているからですが、ベッドタウンにしかなれなかったのは、このような都市にトップレベルの大学が存在しないことが影響しているともいえます。

医師の偏在

僻地の医師不足

人材の偏在というと、皆さんが思い浮かべるのは僻地の医師不足ではないでしょうか。たしかに、これは深刻な問題ですが、人口減少が続き、「地方消滅[14]」が危惧される日本で解決は容易ではありません。すべての地方が固有の問題を抱えており、求められるのは「個別解」だと考えています。

東日本大震災以降、私たちのグループが活動している福島県の相双地区は全国でもっとも医師が少ない地域の一つです。東日本大震災の前の２０１０年の段階で人口10万人あたりの医師数は１２０・４人でした。全国平均の２９１・０人はもちろん、福島県の平均の１８２・６人も大きく下回っていました。これはアルジェリア、チュニジア、ベトナムなどの平均を下回ります。

この地は震災後、さらに医師不足が加速します。福島県によれば相双地区の医師数は震災前の２０１０年の２３６人から、２０１４年の１５３人に83人も減っています。人口10万人あたりの医師数は１２０・４人から85・７人です（次ページの図5参照）。

相双地区の一部は原発事故により居住不能となりました。多くの住民が避難しました。ただ、それ以上に医師が相双地区を離れたことになります。

では、どこの医師が増えたのでしょうか。それは福島市が位置する福島県北です。ここには福島県立医科大学が存在します。この地域の医師数は震災前の２０１０年の１、２２８人から２０１４年の１、２６８人へと40人増加して、人口10万人あたりの医師数は２４７・１人から２６６・１人になりました。

この間、福島県内の医師数は３、７０５人から３、６５３人に52人も減っていますから、福島市

14　医療は地域のライフラインです。読者の皆さんが医者になったころには、地域医療の維持が今以上に重要な課題になるでしょう。この問題を理解するには、増田寛也氏の『地方消滅　東京一極集中が招く人口急減』（中公新書）がお勧めです。

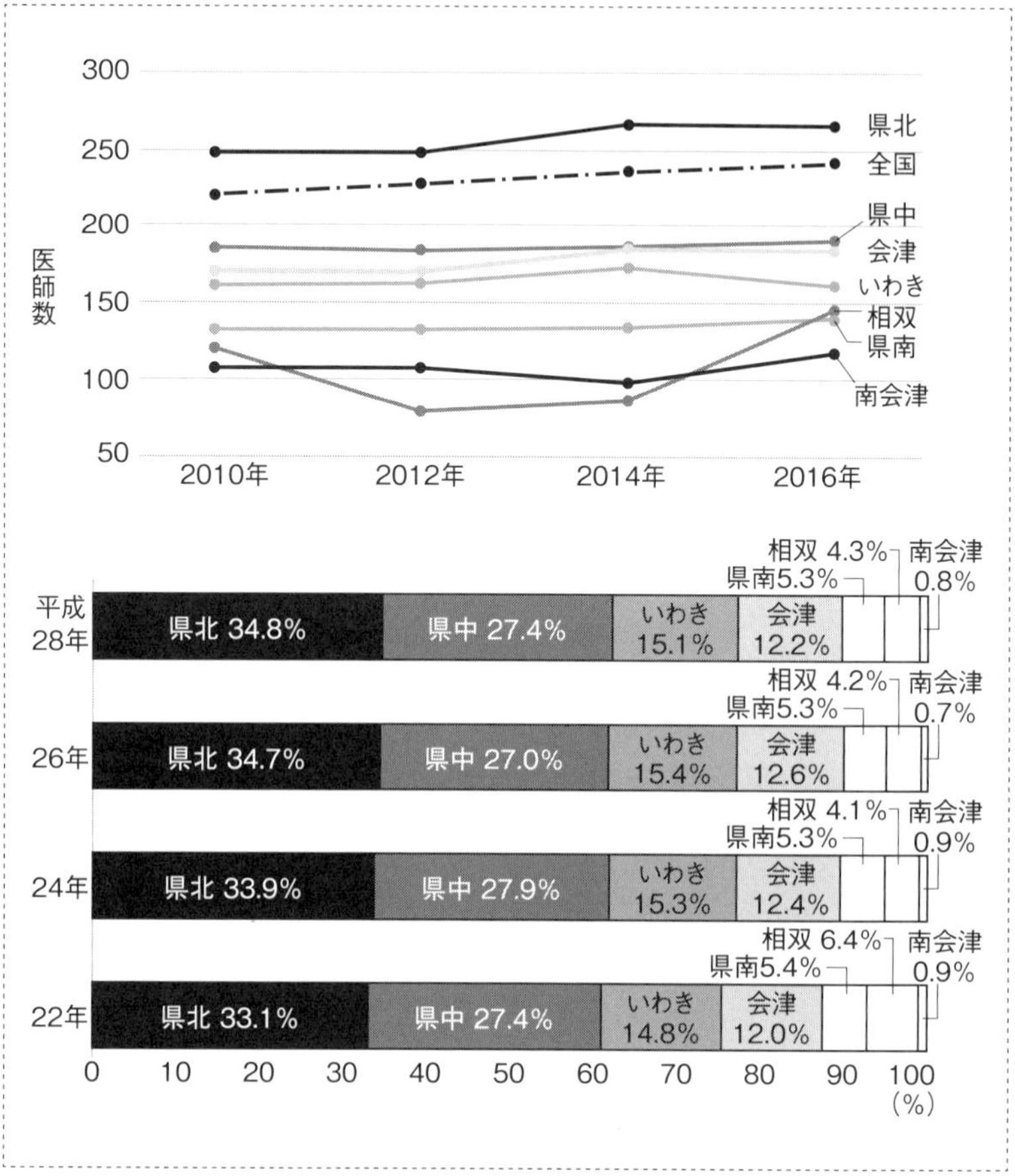

図5　東日本大震災後の福島県内の医師数の推移。（上）人口10万人に対する医師数。（下）医師数のシェア推移
出典：福島県庁「県内医療施設従事医師数の推移（二次医療圏別）」

で医師が増えたのは、県外からの流入ではなく、県内での移動によるものです。

これは東日本大震災・原発事故で甚大な被害を蒙った福島県沿岸部を支援するために、政府が莫大な予算を投じたためです。大災害がおこると、国が責任を持って対応すべきと読者の皆さんはお考えでしょう。国も頑張りました。

ところが、そもそも神ならぬ厚労官僚に医師数を適正に配置することはできませんし、行政機構は国・都道府県・市町村という三層構造を取るため、国がやれることには限界があります。原発事故で汚染された地域の除染などの巨大事業は国が直轄しますが、多くは都道府県や市町村が担います。国の仕事は彼らに予算をつけることです。

医療行政においては都道府県の権限が大きいことが特徴です。福島県の医療は県庁と福島県立医科大学が差配します。政府は、福島県と福島県立医科大学に莫大な予算をつけて応援しました。これが国の仕事です。

たとえば、福島県立医科大学の２０１２年度の収入（経常収益）は３６４億円ですが、このうち１３２億円（36％）は補助金（運営費交付金を含む）や国・福島県からの委託事業です。この金額は２０１７年度には１６４億円に増加します。わずか5年間で、医学部がない滋賀大学や福島大学が全学で受け取る運営費交付金に相当する補助金が増額されたのです。

このカネは何に使われたのでしょう。まずは「ハコモノ」です。ネットで「福島医大」と「工事」で検索すると、「福島県立医大附属病院みらい棟」、「ふくしま国際医療科学センター」、「福島県立医大保険科学部新築」などの記事がヒットします。

「ハコモノ」にはポジションが与えられます。福島県立医科大学の職員は２０１３年度の１、２２２人から、２０１７年度には2、４１８人に増員されました。教員は５１６人から７１７人です。この中には医師が多く含まれるでしょう。

彼らは福島市内に住んでおり、相双地区のある浜通りで診療するわけではありません。主な仕事は「研究」です。たとえば、被曝の影響を研究する福島県民健康管理調査が典型です。被災地は医療を求めているのに、福島県立医科大学がやっているのは研究ということになります。被災者から「我々はモルモットか」と非難が集中しました。

福島県立医科大学では同様の復興事業プロジェクトが林立し、特任教授などのポジションが設けられました。福島県内の医師が任命され、福島市内で医師が激増しました。

これが行政主導の医師偏在対策の実態です。国は県に、県は地元の大学に丸投げします。予算がついた大学は自らがやりたいことを推し進めます。

大学病院の医師が「研究」をやりたいのは、第1章で紹介した東京大学第3内科と同じです。大学病院の評価基準が論文発表である以上、多くの医師が「泥臭い診療をやっているより、論文を書いた方がいい」と考えても不思議ではないでしょう。

大規模研究を遂行するには、手足となるスタッフが要ります。手っ取り早いのは、人事権を行使しやすい医局員を異動させることです。こうやって大学の医師が増え、地方の医師が減るという本末転倒な結果が生じます。

どうすればいいでしょうか。この問題を解決するには、当事者がしっかりすることです。住民や市町村役場の職員です。

実は震災当時から現在まで、この地をリードしたのは立谷《たちや》秀清《ひできよ》・相馬市長でした。福島県立医科大学を卒業した内科医です。高い行政手腕が評価され、２０１８年６月に全国市長会会長に選出されます。相馬市の人口は約3万7、０００人。人口10万人以下の小都市から初めて選出されました。

温暖化が加速し、テロが横行する世界で、災害医療の重要性は増しています。立谷市長は、東日本大震災以降の活動を『東日本大震災　震災市長の手記――平成23年3月11日14時46分発生』（近代消防社）という著作の中でまとめました。

私たちのグループは立谷市長の熱意に感銘を受け、現在に至るまで被災地支援を続けています。これまで8人の医師が常勤医として相馬市・南相馬市の病院に勤務しました。現在も４人が勤務しています。

立谷市長は母校である福島県立医科大学に頼ることなく、独自のネットワークで医師を集めました。我々以外のグループも協力しました。２０１6年現在、相双地区の医師数は２０１２年の１４４人から16人増えて、１６０人となりました。人口10万人あたりの医師数は１４５・３人となり、２０１０年の１２０・４人を上回りました（図5参照）。

このような状況を、私も『復興は現場から動き出す』（東洋経済新報社）として出版しました。立谷市長の本と併せてお読みいただければ、東日本大震災直後に起こったこと、僻地の医師偏在対策の実態がお分かりいただけると思います。震災後に相双地区に飛び込んだ若手医師の中から世界が注目する人物が出ています。若手医師のキャリアパスは変わりつつあります。

東日本の医師不足と医師の移動

たしかに、僻地の医師不足は重大な問題ですが、僻地は人口も少なく、必要な医師数もそれほど多くはありません。

深刻なのは東西の偏在です。図6は2016年末時点での都道府県別の医師数を示しています。人口10万人あたりの医師数がもっとも少ないのは埼玉県で160人。茨城県180人、千葉県190人と続きます。これは南米や中東並みの数字です。

逆に、もっとも多いのは徳島県で316人です。京都府315人、高知県306人、東京都304人と続きます。埼玉県の医師数は徳島県の約半分です。

わが国には、このように西高東低の形で医師が偏在しています。東北地方と四国を「地方」として、一つにまとめて議論しても意味がありません。

さらに、わが国でもっとも医師が少ないのは、地方ではなく、関東地方の都市部なのです。関東地方、特に首都圏（東京、神奈川、埼玉、千葉）の住民からは「病気になれば、東京の病院に

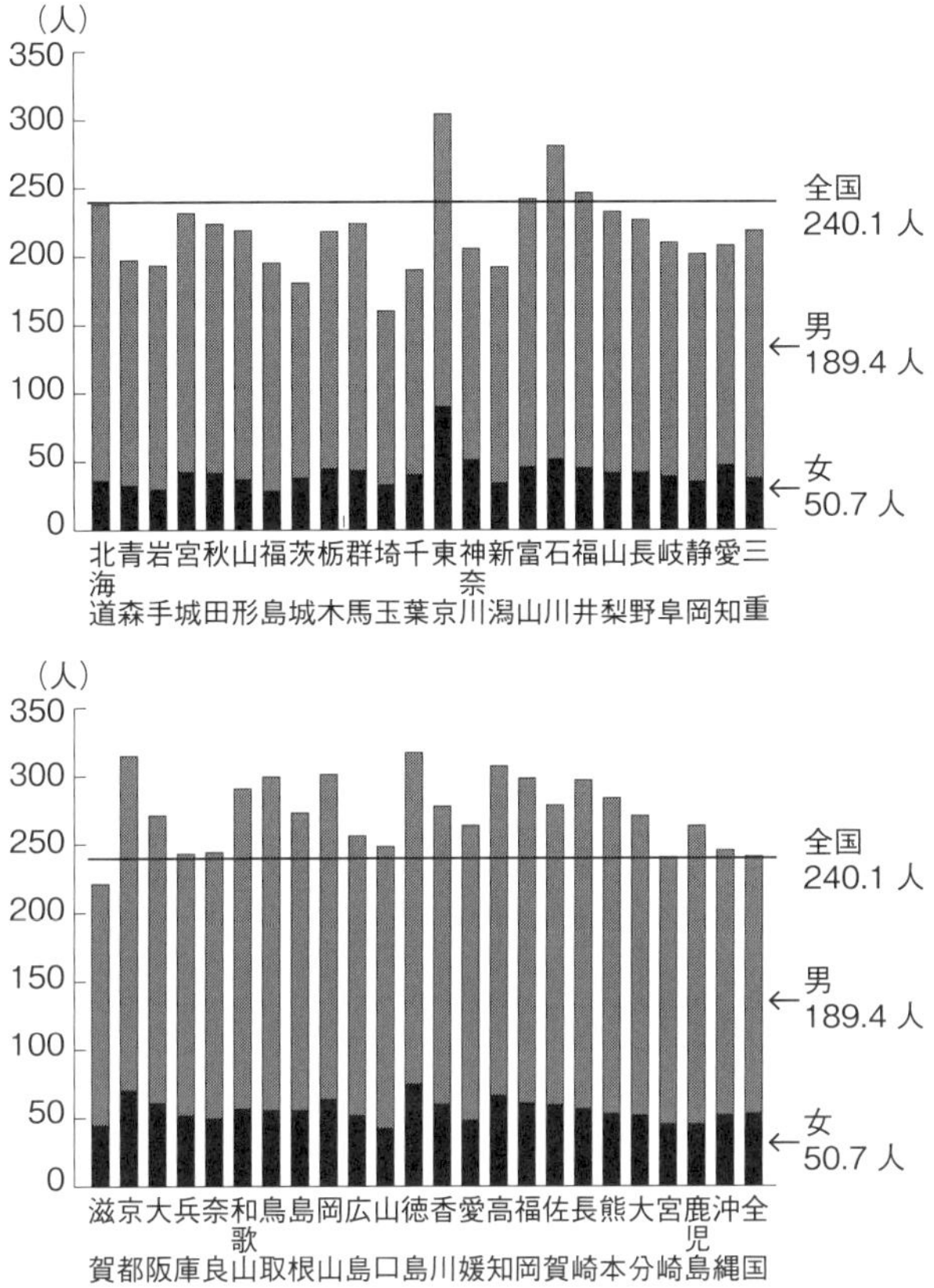

図6　2016年末時点での都道府県別の医師数。都道府県（従業地）別にみた医療施設に従事する人口10万対医師数（平成28（2016）年12月31日現在）

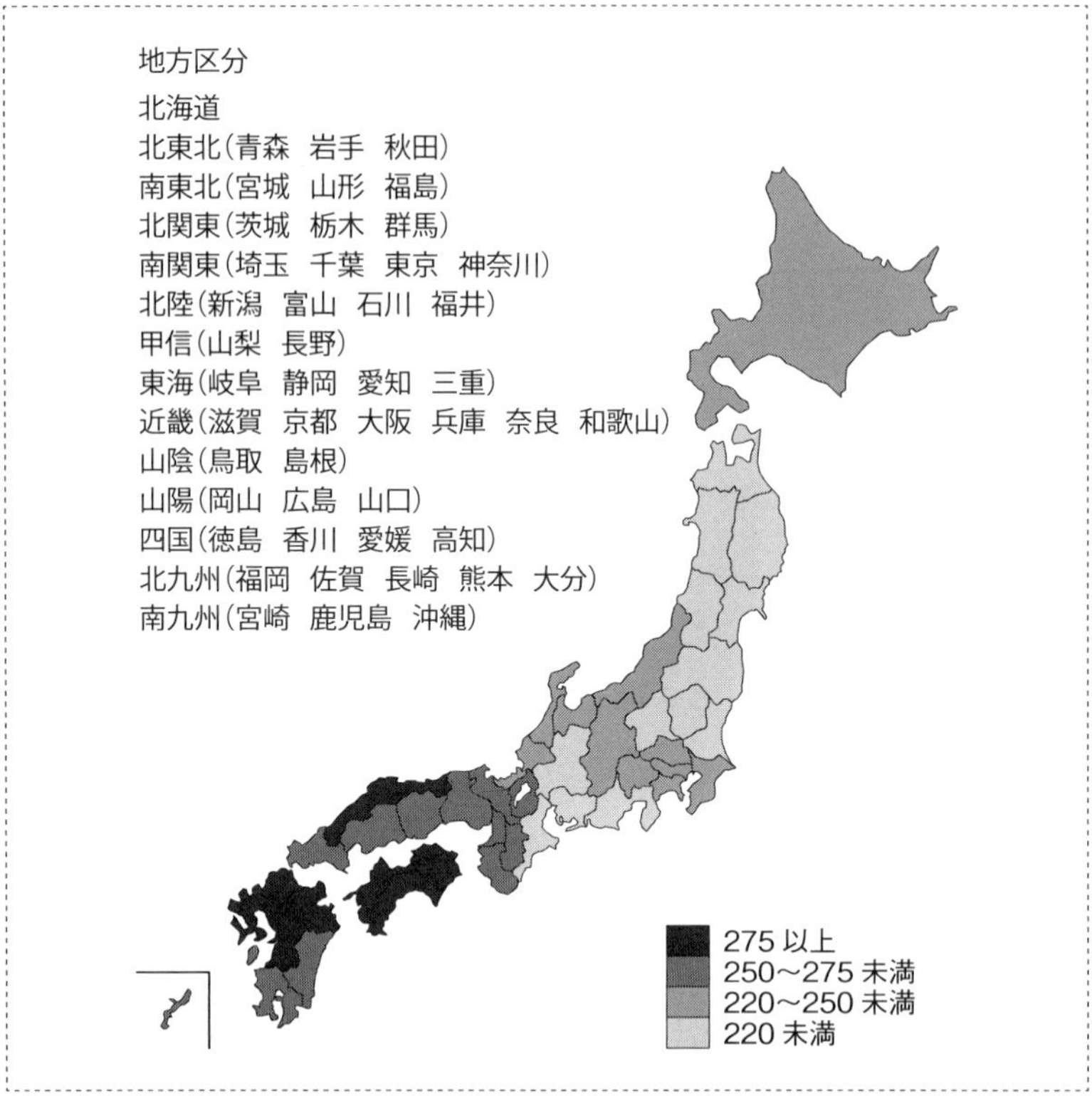

図７　2016年末の地域人口10万人あたりの医師数
出典：平成28年医師・歯科医師・薬剤師調査（厚生労働省）
　　　人口推計（総務省）

通うから大丈夫」という意見を聞くことがありますが、これは誤解です。

図7をご覧ください。首都圏を平均すれば、西日本との差は明らかです。首都圏は東京の中心部に医師が遍在しているため、むしろ危険であるという見方もできます。

がんの手術のように、ある程度の時間をかけて準備できる医療は兎《と》も角《かく》、外科や産科、小児科などの救急医療は近所に病院がなければ対応できません。埼玉県や千葉県の住民が、このような病気を発症すれば、なかなか引き受け

表3　医学部の偏在

新潟県は北陸地方ではなく，甲信越地方に分類した．このときから東北医科薬科と国際医療福祉が新設された（2018年10月1日現在）

	人口（万）	医学部数	人口／医学部
北海道	529	3	176
東北	876	7	125
東京	1,382	13	106
関東（除く東京）	2,954	10	295
神奈川	918	4	230
茨城	288	1	288
埼玉	733	1	733
栃木	195	1	195
群馬	195	1	195
千葉	626	2	313
甲信越	513	3	171
北陸	297	4	74
東海	1,498	7	214
近畿	2,790	18	155
四国	376	4	94
九州	1,431	10	143
全国（合計／平均）	12,644	79	160

参考：大学別医学部入学定員一覧（文部科学省）
人口推計（2018年調査）：都道府県，男女別人口-総人口，日本人人口（2018年10月1日現在）

てくれる病院が見つかりません。だからこそ、この地域で救急車のたらい回しが頻発するのです。

今さら言うまでもありませんが、医師が偏在しているのは、医学部が偏在しているからです。

表3[15]に各地方の人口と医学部数の関係を示します。関東地方の状況が際立って悪いことが分かります。この図では、東京とそれ以外の県を分けて示しましたが、関東地方全体でみても、人口189万人に一つしか医学部がありません。東海地方と並び、全国最低レベルです。

続いて、次ページの図8をご覧ください。人口あたりの医師数が少ない県は、

15　この調査からは、特殊な目的を持つ医科大学校である防衛大、産業医大、自治医大は除外しました。卒業生が地元に残らないためです。

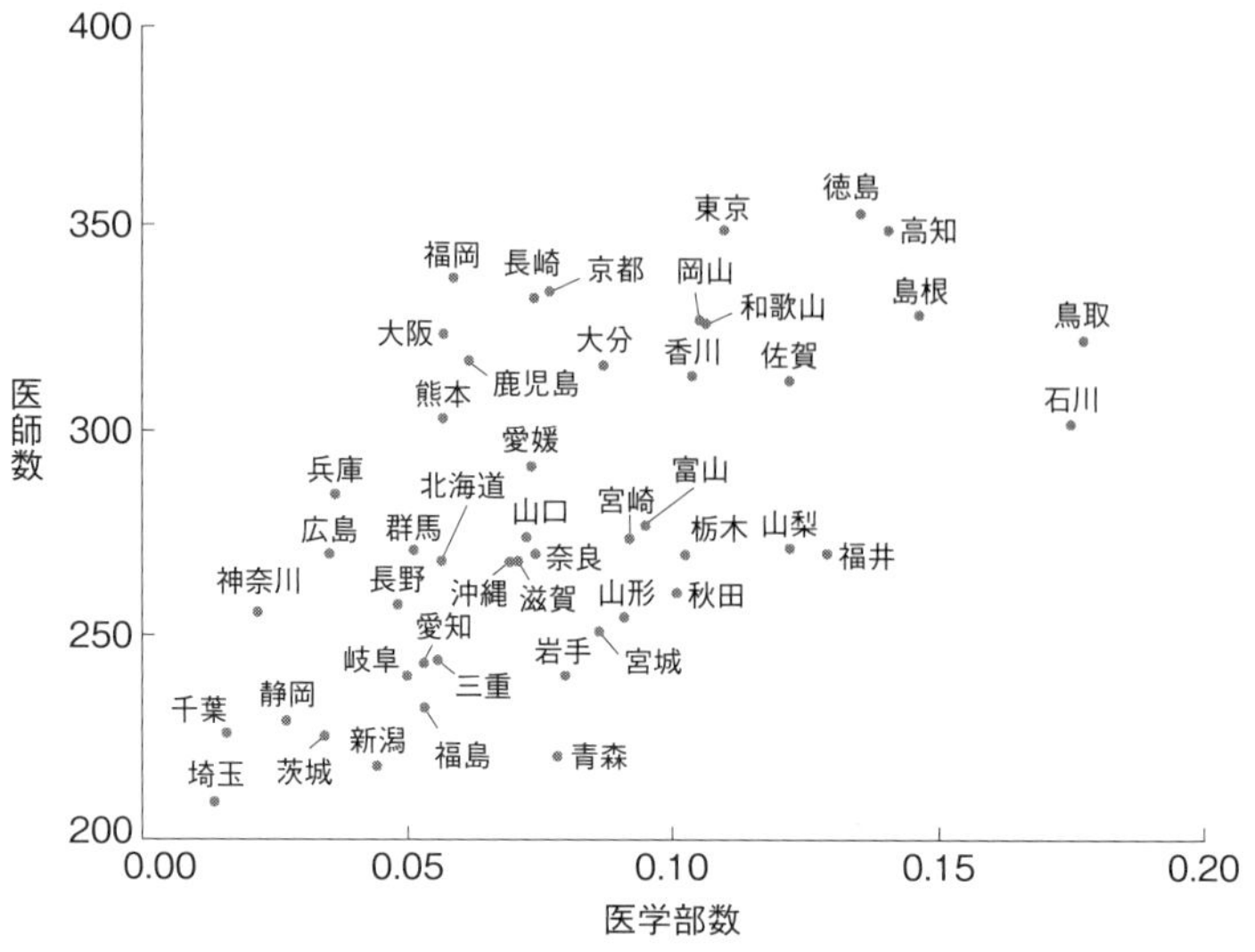

図8　人口10万人あたりの医師数と医学部数の関係。医学部の偏在は、図のとおり。この調査からは、特殊な目的を持つ医科大学校である防衛大、産業医大、自治医大は除外した。卒業生が地元に残らないためである。このときから東北医療薬科と国際医療福祉が新設された

出典：平成29年医療施設（静態・動態）調査（厚生労働省）
大学別医学部入学定員一覧（参考，文部科学省）

人口当たりの医学部数が少ないことがわかります。

このことは、医学部の卒業生は、出身大学の近くで就職することを意味します。一部の医師が、高い技量を身につけるため、東京や大阪などに移って修行するのですが、全体として彼らの影響は軽微です。

関東地方の医師不足の地域は、どのようにして医師を確保してきたのでしょう。私たちの研究室では、1995年から2014年にかけての医師の移動状況を調査し、その結果を2018年6月に米国の『メディスン』誌に発表しました。

結果を図9に示します。図の中の数字は、医師の流出人数の差を示し

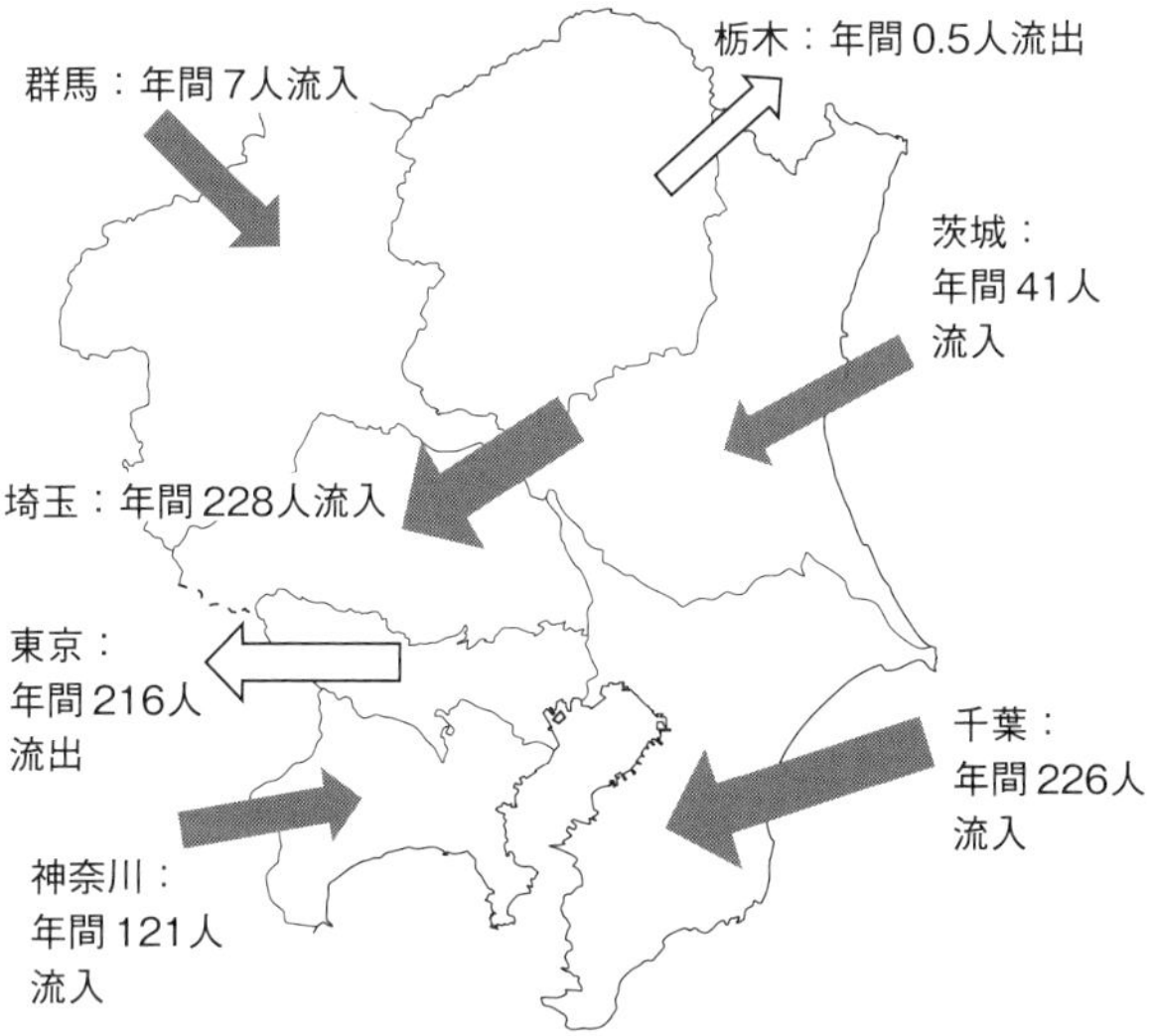

	1年あたりの各県養成数	流出入/養成数(%)
茨城	99	42
栃木	104	0.5
群馬	99	7
埼玉	103	222
千葉	98	229
東京	1286	17
神奈川	375	32

図9　関東地方の医師の流出入の状況

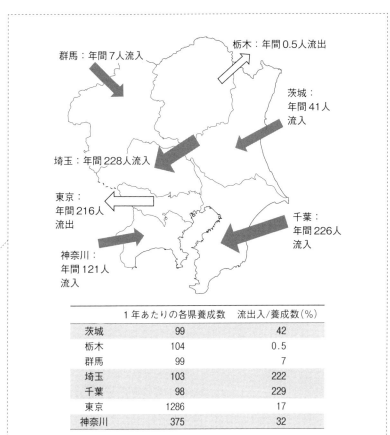

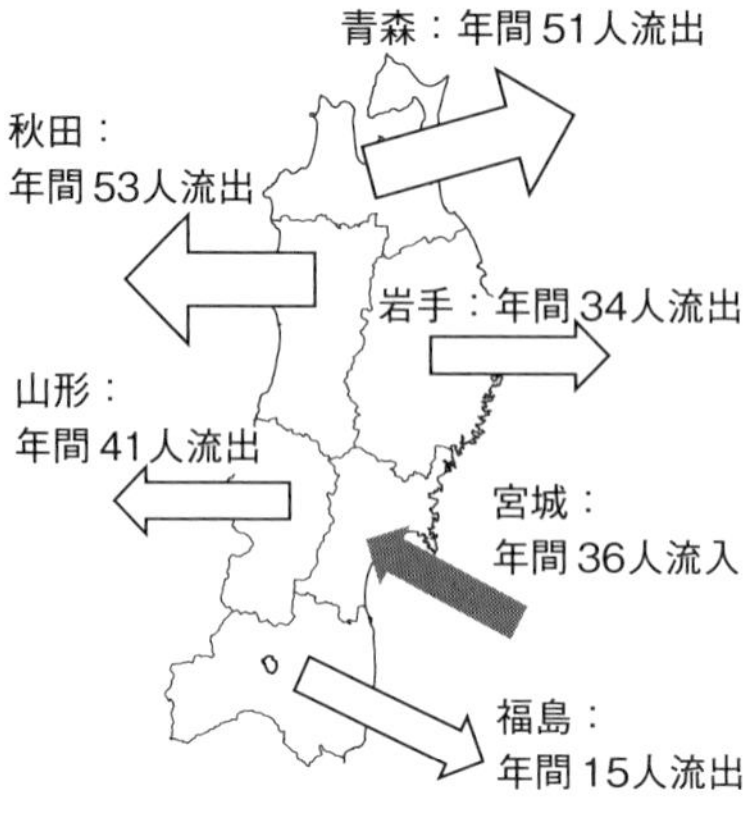

	1年あたりの各県養成数	流出入/養成数(%)
青森	99	52
岩手	81	42
宮城	99	36
秋田	98	54
山形	97	42
福島	77	20

図10　東北地方の医師の流出入の状況

ます。

首都圏には多数の医師が流入していることがわかります。埼玉県は年間平均２２８人、千葉県は２２６人、神奈川県は１２１人もの医師が流入しています。千葉県、埼玉県、神奈川県の医師養成数は、それぞれ年間98人、１０３人、３７５人ですから、千葉、埼玉県は養成数の２倍以上、神奈川県は養成数の３分の１の医師が流入してきていることになります。

興味深いのは、東京から医師が流出していることです。東京の年間の医師養成数は１、２８６人ですから、17%の医師が都外に流出していることになります。マスコミが言うように、医師が移動するのは、必ずしも「都会を目指す」からではありません。

千葉県や埼玉県へ医師を供給している地域のひとつは東京都です。そのほかは東北地方と甲信越地方で、いずれも養成した医師の約３分の１が首都圏に流出しています（図10、11）。東京から埼玉県・千葉県への医師の流出

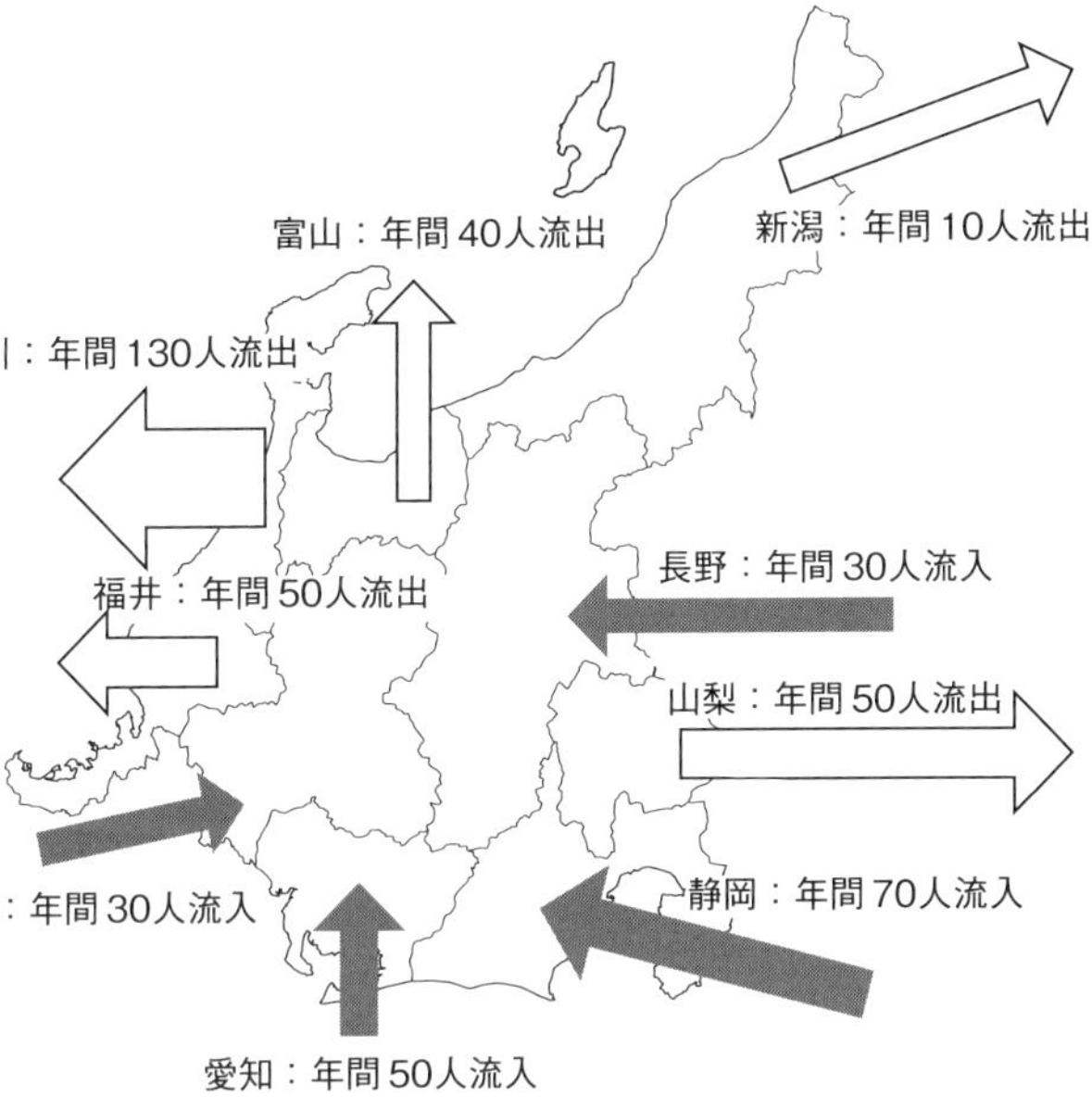

人口10万人あたりの医師数	
新潟	191.24人
富山	241.08人
石川	266.92人
福井	238.46人
山梨	218.66人
長野	213.94人
岐阜	194.62人
静岡	190.31人
愛知	203.37人
全国平均	230.40人

図11　中部・北陸・甲信越地方の医師の流出入の状況。医師の流出入と人口10万人あたりの医師数

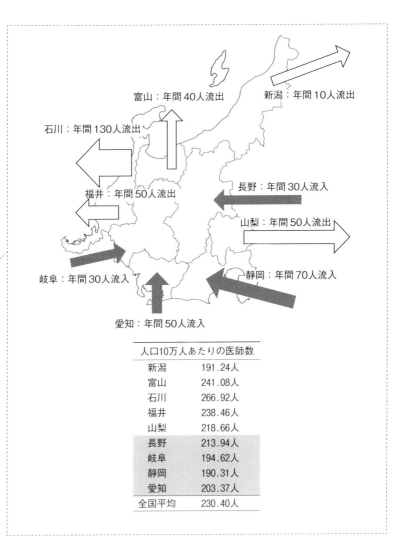

を考慮せず、この現象だけを見ると、たしかに「医師は都会で働きたがる」ように見えます。

しかし、それは実態とは異なります。詳細は省きますが、医師の流出入と人口当たりの医師の養成数は高度に相関します。人口10万人あたりの医師の養成数が1人増えると、医師の流出率は約13％増えます。つまり、日本の医師は、医師養成数の多いところから、少ないところに移動する傾向が強いのです。田舎か都会かは、私たちの調べた範囲では、医師の移動にあまり関係がありません。

一見ありがたいことですが、医師の移動にはある特徴があります。医師の多い西日本から東日本への移動は少ないのです。

日本の医師の移動は、基本的に九州、関西（四国・中国・近畿）、中部（北陸・東海）、東日本（東北・甲信越・関東）、北海道という地域内でほぼ完結しています。地域をまたいだ移動は無視できるほど少ないのです。

こうして、東日本では医師を求め、東日本内でゼロサムゲームを繰り返すことになります。人口あたりの医師養成数が最も少ない首都圏に、それよりは多い東北地方や甲信越地方から流入することになります。

最近、状況は首都圏にとってさらに悪いほうに変わりつつあります。東北地方や甲信越地方の医師不足が深刻化したため、「医学部の地域枠の拡充」や「義務年限と引き替えに県からの奨学金の貸与」といった制度が整備されつつあります。地元の医学部を卒業した医師を抱え込む施策が行われれば、東日本での医師の移動が制限されます。首都圏の医師不足はさらに深刻化してしまうのです。

医学部新設

首都圏の医師不足を緩和するには、首都圏に医学部を作るしかありません。場所は千葉でも埼玉でも東京でも構いません。首都圏なら、どこに医学部を作っても、卒業生は移動するからです。ただし、現実には、医学部を設置できる場所は限られます。

２０１７年４月、千葉県成田市に国際医療福祉大学[16]が医学部を新設しました。これは、関東の医師不足を緩和する画期的な施策です。民主党政権時代に議論が始まり、安倍政権で決着しました。

なぜ、安倍政権は成田市に医学部を作ることを認めたのでしょうか。マスコミは、特区に限定して承認し、グローバルに活躍する医師を育成することに特化すると報じましたが、これは日本医師会などの業界団体を納得させるための口実に過ぎません。

本当の理由は、成田市が「金持ち」の自治体だからです。医学部を新設するには金がかかりま

16　国際医療福祉大学は要注目です。理事長の高木邦格氏は医師で、１９９５年に若干37歳で国際医療福祉大を開設しました。国際空港を抱える成田市で新しい医学教育を作ろうとしています。６年間の学費１、８５０万円は、私大医学部の中で最低です。

す。附属病院を設け、教員を雇用する必要があります。新しく病院を建て、医師を雇用するためには、数百億円の金を要します。かつては、国がその役割を担ってきました。しかし、昨今の財政難で政府には国立大学の医学部を新設する余裕がありません。資金力ある学校法人か支援団体が必要なのです。

成田市には資金力があり、財政的に自立しています。人口約13万人の成田市の歳入総額は約660億円（2017年度）で、財政力指数は1・07です（2017年度）。財政力指数とは、地方自治体の財政力を示す指標です。自治体の収入額を需要額で割ったもので、1を超えると自前の資金で市政を運営できることを意味します。

医学部新設の議論が盛り上がった2014年当時の財政力指数は1・25で、人口10万人以上の都市に限定すれば、浦安・武蔵野・東海市に次ぎ、全国4位の黒字自治体でした。

収入は固定資産税が多く、成田国際空港株式会社からの税収で約160億円、市税の約6割を超えます。固定資産税は、不景気でも減らない安定した財源です。リーマンショック（2008年）前には382億円あった豊田市の法人市民税が、2011年度には51億円に減ったのとは対照的です。

黒字の自治体は投資ができます。2016年4月に成田市に国際医療福祉大学の看護学部・成田保健医療学部が開設された際には、成田市は20億円で土地を購入し、無償で貸与しています。さらに総建設費65億円のうち、30億円を助成しました。

宮城県が県内に新設される医学部のために支払う補助金が最大30億円（修学資金は別）ですから、成田市の財政力がおわかりいただけるでしょう。

医学部の場合、成田市が23億円で敷地を確保し、国際医療福祉大学に50年間、無償で貸与します。さらに、国際医療福祉大学から医学部新設に要する予算160億円の半分を求められたところ、最終的に成田市が45億円、千葉県が35億円を負担しました[17]。

私は成田市のリーダーたちは見事だと思います。成田市くらいのサイズで、地元での人材育成に、ここまでの投資をしたところを知りません。この結果、成田市の財政力指数は2014年の1・25から2017年には1・07に悪化しました。彼らは経営の選択肢を減らしても、次世代への遺産を残しました。

どうして、こんなことができたのでしょうか。これも成田の歴史に負うところが大きいと考えています。

江戸時代、現在の成田市の多くは新勝寺の門前町および佐倉藩の領地でした。佐倉藩は「西の長崎、東の佐倉」と言われ、わが国の蘭学研究の中心地でした。名君の誉れが高い佐倉藩藩主堀田正睦《まさよし》（1810〜64）が「西洋堀田」と渾名をつけられるほど開明家だったことが影響したといいます。

17 「日本のサンクチュアリ512　国際医療福祉大学「医学部新設」凄まじい政治力とカネ」、『選択』2017年5月号

順天堂大学は、1843年（天保14年）に堀田正睦の招きで、江戸から佐倉に移住した佐藤泰《たい》然《ぜん》が開設したものです。

養子で佐倉藩医だった佐藤尚中《しょうちゅう》（1827〜82年）は明治政府の要請により、「大学東校」に務め、大博士・初代校長となります。これが現在の東京大学医学部です。

「こんな昔のことが医学部新設に影響したのか」と不思議に思う人も多いでしょう。ところが、皆さんが地元の偉人のことを知っているように、成田市民の多くが堀田正睦、佐藤尚中を知っています。国際医療福祉大学の医学部の新設が決まったとき、「堀田さまの宿願が叶った」とおっしゃった高齢の女性もいました。このような市民感情が、成田での医学部新設を大きく後押ししたと考えています。

もう一つは、この地が1966年から約30年にわたる三里塚闘争を闘いながら、国際空港を地元に受け入れてきた歴史があることです。「闘争」という交流を通じて、コミュニティーが醸成されました。

そのことを象徴する人物が市会議員を務める宇都宮高明氏です。成田市議会議長や千葉県市議会議長会会長を務めた重鎮です。宇都宮氏が、医学部誘致のために地元のコンセンサスを形成しました。

宇都宮氏は中央大学卒業後、新東京国際空港公団に入社しました。当時は三里塚闘争[18]の真っ最中で、業務は「妨害鉄塔の用地交渉だった」と言います。その後、空港公団労働組合委員長も務めた筋金入りの「闘士」です。

宇都宮氏は愛媛県西予市出身。かつて守護職を務めた伊予宇都宮氏の末裔《まつえい》で、日弁連会長を務めた宇都宮健児氏も同族です。宇都宮氏は「海岸近くまで山が迫っている四国の田舎で生まれた。貧しい地域で、食っていくには教育しかない」と言います。

成田市への医学部新設の重要性を認識した宇都宮氏は市役所はもちろん、地元の医師会幹部から市民活動家にまで、その必要性を説きます。彼らが宇都宮氏の話を聞いたのは、三里塚闘争の仲間あるいはライバルだからです。信頼している宇都宮氏に言われたから、医学部新設の必要性を認めたのです。これがコミュニティーです。

医学部のような高度教育機関は「地域力」がないところでは立ちゆきません。関東には、成田市のような財政力に優れ、地域コミュニティーが成熟した地域が他にもあります。第二の成田市が出てくることを期待していますし、そのような都市が出てこないと、関東の医療はジリ貧になるでしょう。

18　成田市を理解する上で三里塚闘争の知識は必須です。1991〜93年にかけて、尾瀬あきらが『モーニング』に連載した「ぼくの村の話」はお勧めです。全7巻の単行本として出版されています。

第4章 医療の近未来

ここまで、わが国の医療の歴史をご紹介しました。高齢化が進んでいるのに、医師は不足し、巨額の財政赤字を抱えるわが国の医療は崩壊の瀬戸際にあると言っていいでしょう。

では、皆さんが医学部に進み、医師になる今後10年くらいの間に、どのようなことが起こるでしょうか。

本章では、医療の近未来を予想してみましょう。

首都圏の医師不足の悪化

まず考えなければならないのは、首都圏の医師不足が深刻化することです。ポイントは団塊世代の高齢化です。

団塊世代とは、第2次世界大戦直後の1947年〜49年にかけて生まれた人々で、この3年間の年間出生数は260万人を長え、合計806万人です。

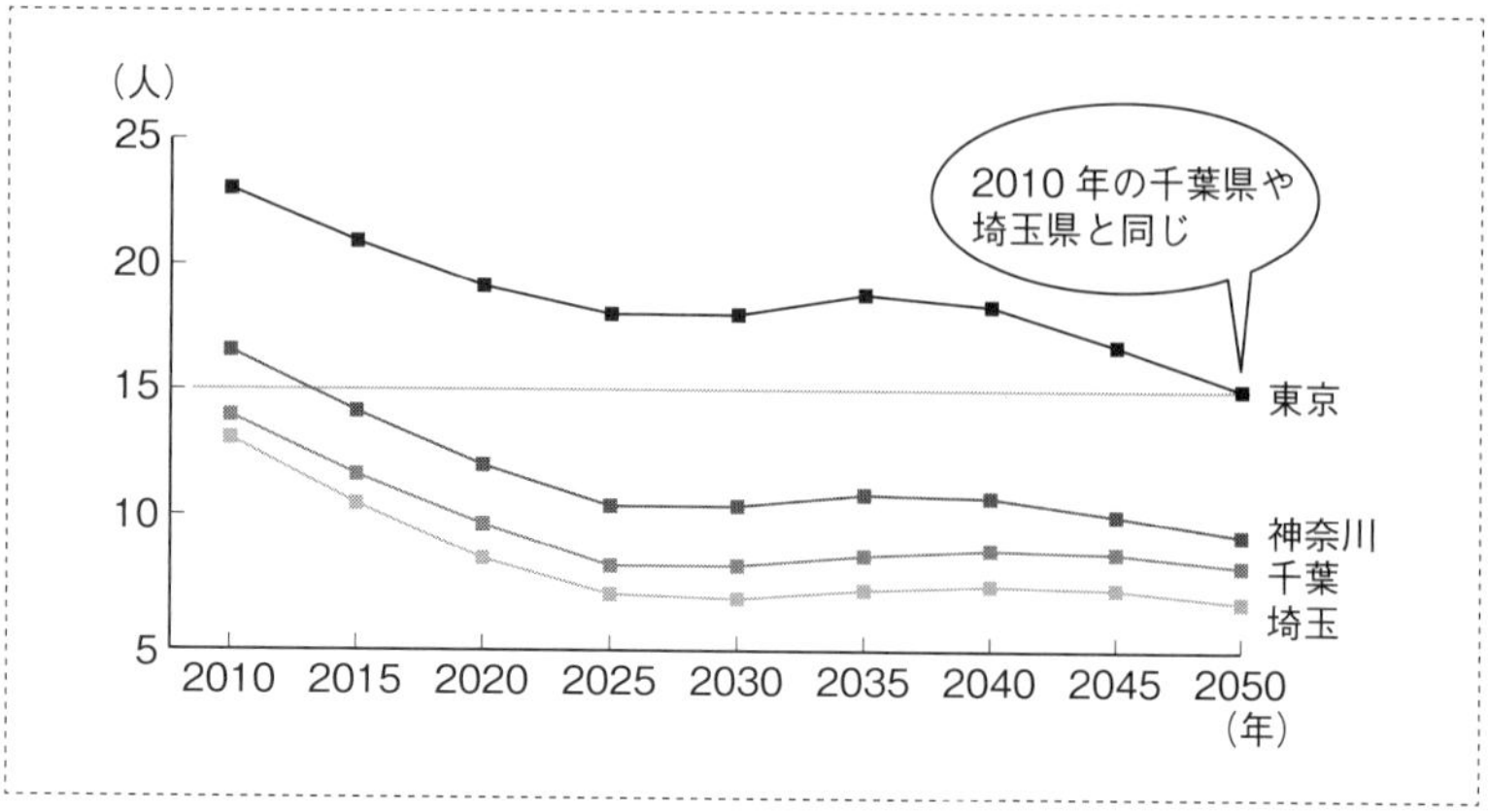

図12　首都圏の医師不足のシミュレーション。首都圏での75歳以上人口1000人あたりの60歳未満の医師数の推移

この世代は高度成長期に製造業などの労働力として、地方から首都圏や関西圏などの大都市圏に移住しました[19]。移住先の都市で生活基盤を築き、永住している人が多く、首都圏の団塊世代人口は約１８０万人と推定されています。

この団塊世代が２０２２年には75歳を超えます。これが医師不足に、どのような影響を与えるのでしょうか。我々の研究結果をご紹介しましょう。

図12は、首都圏の75歳以上人口１０００人あたりの60歳未満の医師数の推移をシミュレーションしたもので、情報工学の専門家である井元清哉・東京大学医科学研究所教授との共同研究です。

首都圏のすべての県で、医師不足が悪化することがわかります。団塊世代が亡くなる頃に一時的に状況は改善しますが、その後団塊ジュニア世代が高齢化するため、再びニーズは高まります。多くの県で、２０５０年の75歳以上人口あたりの60歳未満の医師数は、現在の3分の2程度になります。

その頃の東京の医師不足の状況は、２０１０年当時の千葉県や埼玉県とほぼ同じです。両県では医師不足によって閉院する病院が相次ぎ、急患の受け入れが難しいため、救急車のたらい回しが常態化しています。

これが、読者の皆さんが医師として活躍する時代の首都圏の状況です。勤務は過酷で、過労死する人も出るでしょう。どのような働き方をするかは、皆さん自身でよく考えねばなりません。

ところが、厚労省の見解はまったく異なります。2015年7月に、日本の人口10万人当たりの医師数が2025年には先進国（経済協力開発機構（OECD）加盟国）の平均を上回るという推計をまとめました。

あまりにも楽観的だとの批判が相次いだため、2017年4月に、必要な医師数は2016年の31万4、734人から2028年には34万9、433人に増加し、需要と供給が均衡するとしました。2年前の推計から、医師が充足するのが3年間先送りされました。

このとき、医学部定員が当時の9、419人のままなら、医師数は2040年には37万1、312人に達し、人口が減少するわが国で医師は余り、将来的には医学部定員の削減が必要とも主張しました。

私は、このような対応は、医師不足の批判の矢面に立たされる厚労省が、批判を回避するため、

19 二〇〇五年に山崎貴監督が映画した『ALWAYS 三丁目の夕日』は1958年の東京の下町が舞台です。鈴木オートを経営する鈴木則文の長男で、小学校4年生の一平君が団塊世代です。

お手盛りの推計を発表したと考えています。

厚労省のこのような対応は今に始まったものではありません。２００６年の医師の需給検討会報告書では、２０２２年に医師が充足すると報告しています。注意すべきは、この報告書ができたのは、舛添要一氏が厚労大臣時代に、医学部定員大幅増員を打ち出す前であることです。厚労省による「大本営発表」が、いかにあてにならないかお分かりいただけたでしょう。

医師を増やすことで医療費が増えると考えている財務省、ライバルが増えることにつながる医師増を避けたい日本医師会と利害が一致し、このような議論が罷り通っています。国民不在の議論です。

医師を増やすにはカネがかかります。医師を増やさなければ、カネはかかりませんが、医療を受けられない国民が出てきます。これは給付と負担のバランスの問題で、本来、決めるのは国民です。そのために厚労省がやるべきは、国民が判断するための正確な情報を出すことです。

医師も同様です。厚労省の意見に迎合することなく、科学的な見解を英語でまとめて、国際的な学術誌で発表すべきです。

専門家同士の「ピアレビュー」を経て、やがてコンセンサスができます。

私たちも、前出の井元教授らとともに、医師不足推計のシミュレーションの結果を２０１２年11月に米国の『プロス・ワン』という学術誌に発表しました。前出のデータは、その一部です。

私たちの研究結果は厚労省の推計とはまったく違いました。それは、我々の推計では国民と医

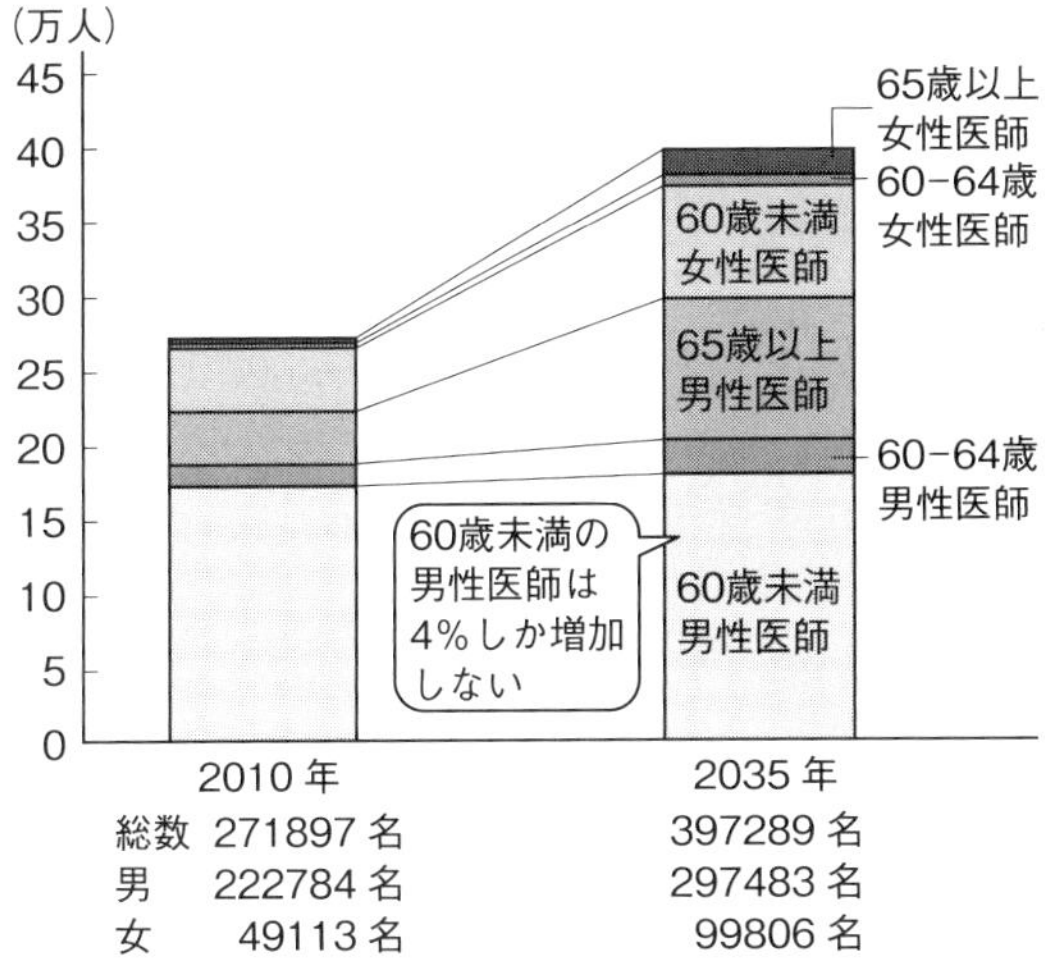

図13　医師の年齢・性別　2010年 vs. 2035年

師の高齢化を想定していますが、２０１５年の厚労省の推計ではこのことを考慮しておらず、批判を受けた２０１７年の推計では、このような指標を取り入れたものの、過小評価しているからです。

人は歳をとるほど病気に罹りやすくなり、医師は高齢化するほど働けなくなります。人口と医師数を単純に比較するだけでは、将来の見通しは立ちません。

厚労省の発表によれば、20歳代の医師は男女とも週平均で80時間程度働いています。しかし、50歳代の男性は約60時間、女性で50時間に減ります。医師が高齢化すれば、医師を増員しても、その分だけ医師の労働時間が増えるわけではありません。

高度成長期、医学部が40校新設されたことにより、日本の医師数そのものは増加しましたが、その1期生はすでに50代半ばを超え、「当直をこなせるバリバリの勤務医」から引退しようとしつつあります。

図13を見れば、10年と比べて、35年に増えるのは、

もっぱら65歳以上男性医師と60歳未満女性医師であることは一目瞭然です。読者の皆さんが医師になる頃には、高齢医師が高齢者を診察する「老老医療」の世界が、日本の日常風景になっています。

60歳以上の医師に、若手医師と同じような当直や救急患者対応はできません。老眼になれば、細かいところは見えなくなります。反応も鈍くなり、手術のミスも増えるでしょう。

医師の過重労働も、医師不足によりさらに深刻化する問題です。若手男性医師の平均労働時間は週80時間。20代の若い医師に限れば、週90時間労働はザラにあります。人を助けることを目的にこの道を志した道とはいえ、さすがに心身の限界もあるでしょう。しかも、医師の過重労働は、そのまま医療の安全へ直結します。

欧米の医師の平均労働時間は、週50から60時間。つまり、現在よりも20～30時間も減らさなくてはいけないのです。

２０１９年4月、安倍政権の目玉政策として、働き方改革関連法が施行されました。医師も対象です。ただ、「地域医療を支える医療機関の勤務医」と「専門性や技術などを高めたい若手医師」の残業時間は年間1、８６０時間まで認められました。週平均で37時間、つまり一日平均で5時間の残業が認められます。過労死の目安とされる残業時間の上限である「繁忙期で月に１００時間未満、年９６０時間」を大きく上回り、実質的に無制限です。これは医療安全の視点から考えれば、由々しき事態です。

表4　埼玉県の必要医師数の推計

医師を増員する（医学部定員増）ことにより，労働力をまかなう

			医学部定員20%増	医学部定員70%増	医学部定員220%増
埼玉		2010年	2035年	2035年	2035年
高齢者比	対労働時間	8.776→	9.014	7.374	4.770
	対医師数	31.560→	31.540	26.338	17.619
死亡数比	対労働時間	1.577→	2.014	1.648	1.066
	対医師数	5.673→	7.047	5.885	3.937
後期高齢者死亡数比	対労働時間	0.817→	1.601	1.310	0.847
	対医師数	2.937→	5.602	4.678	3.129

地域医療を担う医学部を新設するレベル

（注）高齢者に対する医療のありかたに変化が必要という見方もできる

　我々は、医師の労働時間100時間当たりの後期高齢者の死亡数を都道府県別に推計し、2010年と2035年を比較しました。議論を簡単にするため、75歳以上（後期高齢者）の死亡数に限定しました。この際、高齢化による医療需要の増加や高齢・女性医師の増加も考慮しました。さらに、医師の労働時間を60時間に制限しました。

　その結果は衝撃的でした（次ページの図14）。すべての都道府県で状態は悪化していました。特に深刻なのは首都圏（東京、神奈川、埼玉、千葉）と関西圏（大阪、兵庫、奈良）、愛知県でした。医師の負担は、千葉、埼玉、神奈川、大阪、奈良、兵庫、愛知で75%以上、東京、京都では50%以上増加していました。これでは地域医療は崩壊します。

　このような地域で医師不足を緩和するには、大幅な医師増が必要です。そのためには医学部定員を増やさなければなりません。たとえば、埼玉県の2035年の医師不足を2010年並みに抑えようとすれば、我々の推計では、埼玉県の医学部定員を220%増員しなければなりません（表4の灰色の箇所）。ところが、

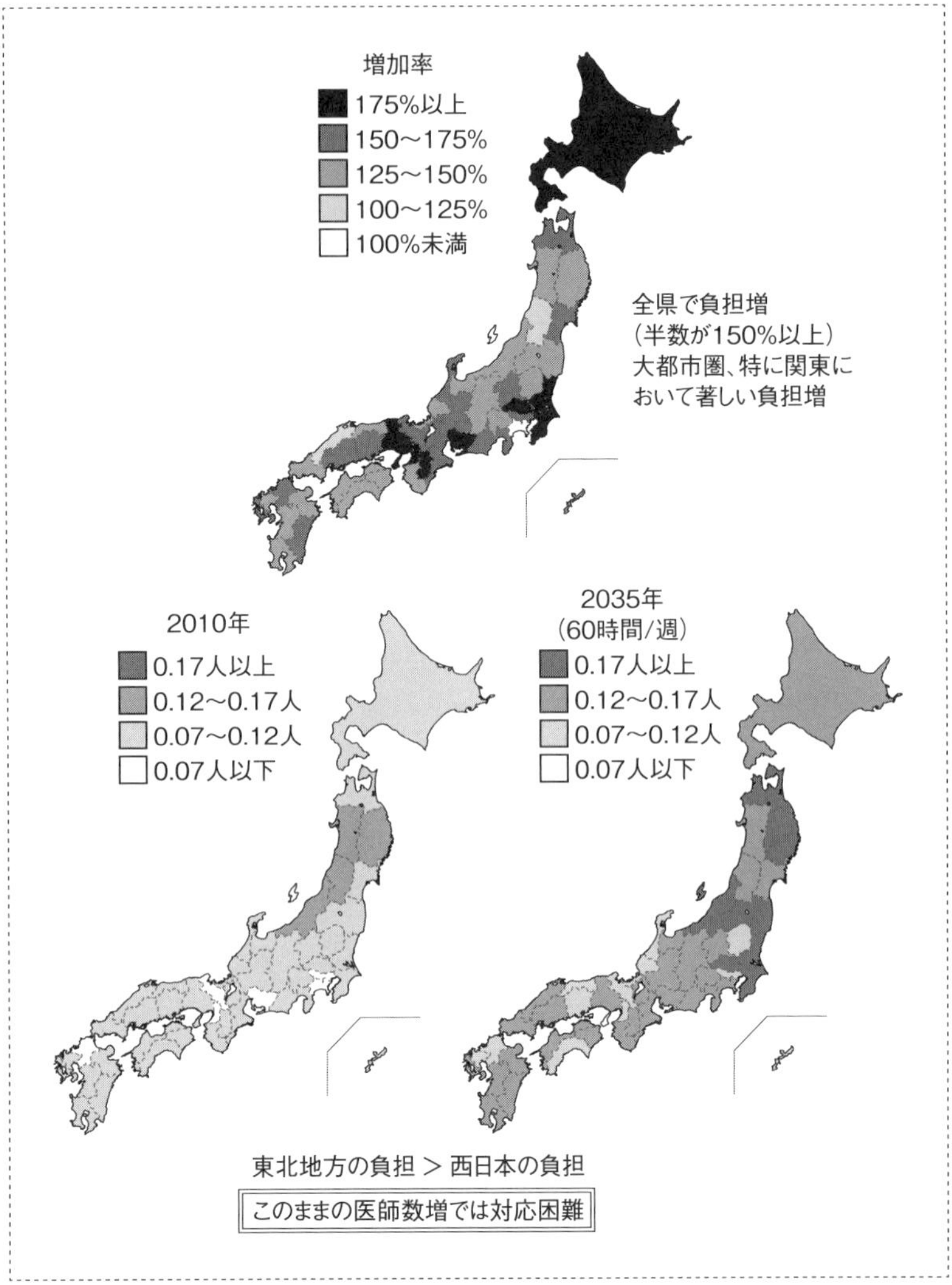

図14　後期高齢者死亡者数（労働時間100時間当たり）――2035年の医師不足シミュレーション．下段左が2010年、右が週60時間の労働制限を行った未来のシミュレーション結果．上段は2010年から2035年への増加率を表す

厚労省は、今後、医学部定員を削減する予定です。このままでは、埼玉県の医師不足は益々悪化します。

皆さんが一人前の医師として働くとき、状況はこのようになっているのです。現在とはまったく違うことがわかります。

大学病院の崩壊

東京医科大学の女子受験生差別の背景

医療を取り巻く環境の変化は、これだけではありません。次は、これまでわが国の高度医療を支えてきた大学病院の崩壊についてご紹介しましょう。崩壊は首都圏の大学病院から始まっています。

２０１８年、医学部の女性差別が世間を騒がせました。発端は東京医科大学でした。まずは、この背景から説明しましょう。

東京医科大学の不正は女子受験生差別だけではありません。裏口入学が状態化していたことも明らかになりました。文科省の科学技術・学術政策局長だった人物に、「私立大学研究ブランディング事業」の支援対象選定で便宜を図るように依頼した見返りとして、息子を同大学に不正に入学させていました。

東京医科大学の不正は入試に限った話ではありません。臼井正彦・前理事長は学長を務めていた２００９年には医局員を派遣していた10の病院に対して、親族とともに設立した有限会社オフタルモサイエンスを介して、コンタクトレンズを販売し、14年間で2億円以上の手数料を受け取っていたことが判明しています。東京医科大学は教職員の営利企業との兼職を禁止していますが、学長自らが破っていました。

２００９年2月には、医学博士の審査に関わった教授37人中35人が審査を受けた医局員約２２０人から平均して10万円程度を受け取っていたことが露顕しました。審査だけでなく、学位論文を指導した場合にも、20～30万円程度の謝金を医局員から受け取っていました。

２００９年に発覚した不祥事は、これだけではありませんでした。8月には、茨城医療センターで診療報酬約1億２０００万円を不正に請求していたことが判明しました。２０１２年には、八王子医療センターで２０００～０7年に生体肝移植を受けた52人中23人が1年以内に死亡していたこと、一連の生体肝移植を受ける患者から合計1、２００万円の寄附を受け取っていたことが判明しました。

このように東京医科大学は完全に腐りきっています。東京医科大学は理事長が交代し、改革を進めていますが、前途は多難です。一連の不祥事はトップだけの責任ではないからです。組織ぐるみで狂っていると言っていいでしょう。私は、このような大学への進学は勧めません。

日本の医学部の問題は、ここまで腐敗していても淘汰されないことです。民間企業ならありえません。規制により新規参入が阻害され、既得権者が護送船団方式で守られているのです。

東京医科大学の不正で気になるのは、「私立大学研究ブランディング事業」の不正です。何のために不正をしたか、わからないのです。

そもそも、文科省の事業に採択されたからといって、大学のブランド価値が上がるわけではありません。

また、文科省からの補助金は3、500万円です。実は東京医科大学の経営は順調です。同大学の2017年度の財務報告によると、基本金組入前当年度収支差額（当年度の収支を見るための指標）は20億8324万円増加し、その要因は3病院の医療収支と付随事業の収支が改善したことと分析しています。

業務収益に占める補助金の割合は4・3％と首都圏の私大の中で東京慈恵会医科大学と並んで最も低く、政府に頼る必要性はありません。税理士の上田和朗氏は「（臼井正彦・前理事長は）文科官僚に接近し、補助金を欲したのは経営上の問題でないことは明らか」と言います。

なぜ、東京医科大学は文科省にすり寄ったのでしょうか。私はこの点こそ、東京医科大学の迷走を解き明かす鍵だと考えています。

まずは、東京医科大学の歴史をご紹介しましょう。この本では繰り返し、歴史を紹介しています。組織の特徴を知るには、その歴史を知るのが早道だからです。

東京医科大学は、１９１６年（大正5年）、日本医学専門学校（現日本医科大学）の学生約４５０人が同盟退学し、東京物理学校（現東京理科大学）内に東京医学講習所を開設したことに始まります。

日本医科大学は、１８７６年に越後長岡藩の藩医であった長谷川泰が設立した済生学舎に始まります。明治から戦前にかけての日本は薩長藩閥によって仕切られてきました。東京医科大学は薩長に頼らない民の大学だったのです。

特に越後長岡藩牧野家と薩長は因縁があります。戊辰戦争に従軍した新政府は長岡城攻防戦で多くの被害者を出しました。このあたりは司馬遼太郎『峠』に詳しく、一読をお勧めします。

明治に入り、長岡城は破壊され、現在、その地はＪＲ長岡駅となっています。かつて、この地に城があったことを示すものは、ほとんどありません。

実は、このような大学は東京医科大学以外にもあります。現在、都内には13の医学部があり、東京大学と東京医科歯科大学を除く11は私立大学です。

この中で東京慈恵会医科大学、日本医科大学、慶應義塾大学は私学御三家と言われています。いずれも戦前に設立された医科大学ですが、東京慈恵会医科大学、慶應義塾大学と比べて、日本医科大学は毛色が違います。

東京慈恵会医科大学は、薩摩藩士だった高木兼寛が１８８１年（明治14年）設立した「成医会講習所」が起源です。

皇室との縁が深いことでも有名です。そもそも慈恵という名は昭憲皇太后（明治天皇の皇后）から賜りました。１８８７年（明治20年）には昭憲皇太后を総裁に迎えています。現在も、慈恵看護専門学校を経営する公益社団法人東京慈恵会の総裁は、寛仁親王妃信子様が務めておられます。

また、慶應義塾大学医学部は１９１７年（大正６年）に伝染病研究所（現東京大学医科学研究所）を「追放」された北里柴三郎が立ち上げました。北里は熊本藩出身です。

一方、明治政府を仕切った薩摩藩や福澤諭吉らに伍して、越後長岡藩出身の長谷川泰が医学校を立ち上げた気概は想像するにあまりあります。東京医科大学は、その流れを汲む学校です。

ちなみに東京女子医科大学の創設者である吉岡弥生は徳川家のお膝元である遠江《とおとうみ》出身です。１８８９年（明治21年）に上京し、済生学舎（現日本医科大学）に学びました。

東京慈恵医科大学や慶應義塾大学が山の手線内部の中心部にあるのに対し、日本医科大学・東京医科大学・東京女子医科大学は少し離れた周辺に存在します。当時の郊外だったからでしょう。

このような背景を考えると、東京医科大学が文部科学省にすがった理由が見えてくるような気がします。

剛腕とされる臼井正彦・前理事長は静岡県下田市生まれです。都立明正高校から東京医科大学に進学し、１９６６年に眼科医となっています。その後、仏パリ大学への留学期間などを除き、東京医科大学病院に勤務しています。１９７８年に眼科助教授、87年に教授、94年に主任教授、

03年に病院長、08年に学長、13年に理事長就任と、出世の階段を駆け上がりました。

彼の経歴をみていて、官僚機構との接点はあまりありません。私は官僚機構との接点が少ない人物は、官僚機構に過剰な期待を寄せる傾向があると感じています。

臼井氏の不祥事への対応は典型的です。世論の批判を受け、２０１０年３月に学長の職を辞しました。同年５月には郷原信郎弁護士を委員長とする第三者委員会を立ち上げます。

ここで東京医科大学が頼ったのは厚生労働省でした。同年７月１日付けで厚労省の元健康局長だった人物を理事長に迎えました。自ら依頼した第三者委員会の報告書ができる前に、処分を受ける厚生労働省のＯＢを理事長に迎えたことになります。依頼する方も、引き受ける厚労省ＯＢも常軌を逸しています。

７月13日には第三者委員会の報告が公開され、特定の教授に権力が集中する講座制や、学内の対立構造が根本的な要因だったと結論しました。第三者委員会は、組織を抜本的に改革するため、外部有識者による再生委員会（仮称）の設置を求めましたが、彼らの提言は骨抜きにされます。東京医科大学の抵抗ぶりを、郷原氏は『東京医大の第三者委員会』という文章で、筆者が編集長を務めるメルマガ「ＭＲＩＣ」に寄稿しました。[20] ご興味のある方は、お読みください。

元厚労官僚で高校時代の同級生でもある元国立がん研究センター中央病院院長の土屋了介氏は、当時の状況を「東京医大の改革のチャンスを厚労省がダメにした」と言います。当時、筆者は土屋氏とともに元厚労官僚と一緒に会食をしたことがありましたが、元厚労官僚からは改革の意図は感じられず、問題が有耶無耶《うやむや》になると感じたことを記憶しています。女子受験生の点数を一律に切り下げるのは２０１１年に始まっていたというのですから、東京医科大学幹部は何も反省していなかったと言われても仕方ありません。

その後、臼井氏は、ほとぼりが冷める２０１３年に理事長に復帰しました。これだけの不祥事を起こせば、普通は引責辞任で、理事長昇格などはありえません。彼は、このときに官僚に頼ることで問題が解決することを学んだのではないでしょうか。

その後、臼井氏は官僚への傾斜を強め、２０１８年に露見した文科官僚の子弟の不正入学へと繋がっていきます。前述しましたが、彼の経歴をみれば高級官僚との接点は多くありません。厚労省や文科省の高官がすり寄ってきたことは、彼の名誉欲をくすぐったのでしょう。官僚は、このあたりが上手です。知人の元キャリア官僚は「歳をとると性欲や金銭欲はなくなる。最後に残るのは名誉欲だ。名誉欲の強い奴には、勲章をちらつかせることが効く」と言います。彼らは「入省一年目から、このようなことを叩き込まれる」そうです。

東京慈恵会医科大学や慶應義塾大学とちがい、東京医科大学は官僚や権力との接点は多くありません。医局の狭い世界で生きてきた臼井氏は、官僚に対する免疫があまりにもなかったのでは

20 郷原信郎「東京医科大学の第三者委員会（その１／２）」「東京医科大学の第三者委員会（その２／２）」、「ＭＲＩＣ」２０１０・９・17、http://medg.jp/mt/?p=1105、http://medg.jp/mt/?p=1106

ないでしょうか。世知に長けた官僚にとって、このような医者を籠絡するなど容易だったのでしょう。東京医科大学の問題は、東京の私立医大の歴史や権力者の人となりを見ないと真相は見えてきません。このような点を知ると、医学部選びの基準が変わってきます。偏差値だけで決めてはいけません。

専門病院との競争に負けた大学病院

前項で、東京医科大学の不祥事の背景に、歴史が関係していることを紹介しました。

実は大学病院の不祥事は東京医科大学に限った話ではありません。群馬大学の腹腔鏡事件、千葉大学や東京慈恵会医科大学のCT検査見落とし事件、東京女子医科大学の麻酔死亡事故、東大病院の心臓カテーテル治療患者死亡事件など、大学病院の不祥事が後を絶ちません。興味深いのは、このような不祥事が大学病院に集中していることです。どうして、こんなことになるのでしょうか。

私は、大学病院の在り方が時代と合わなくなり、競争力が低下しているためと考えています。厚労省が発表した2016年度の全国のDPC病院を対象とした調査結果を用いて議論しましょう。

DPC病院とは、診療行為の出来高ではなく、疾病《しっぺい》や重症度などに応じた定額支払が認められている病院です。厚労省が認定し、高度な医療水準を満たしていることが求められます。つまり、一流病院の証です。

では、ＤＰＣ病院で、循環器疾患の患者数が多かったのはどこでしょうか。小倉記念病院（８、７６９件）、千葉西総合病院（７、６１６件）、仙台厚生病院（６、３７５件）、新東京病院（５、８３０件）、湘南鎌倉病院（５、３４５件）と続きます。すべて民間の循環器疾患を中心とした病院です。この中に大学病院の名前はありません。

大学病院は高度医療機関です。先端医療では、いまでも優位を保っているとお考えの方が多いでしょう。ところが、実態は違います。

たとえば、最先端の医療技術である大動脈弁のカテーテル治療（ＴＡＶＩ手術）の２０１７年の実施数は、朝日新聞出版の調査[21]によれば、仙台厚生病院（１９２件）、榊原記念病院（１８４件）、小倉記念病院（１８１件）、札幌東徳洲会病院（１０８件）、新東京病院（94件）となります。すべて専門病院です。

消化器疾患はどうでしょう。２０１６年度の全国のＤＰＣ病院を対象とした調査では、患者数が多い順に倉敷中央病院（５、６３４件）、東大病院（５、５７４件）、仙台オープン病院（５、５２０件）、国立がん研究センター中央病院（５、３８１件）、仙台厚生病院（５、２７３件）と続きます。大学病院でランクインしているのは、東大病院だけです。

21、22 『手術数でわかるいい病院２０１９』（朝日新聞出版）

高度医療の代表的存在である胃がんの内視鏡手術の場合、朝日新聞出版の調査[22]では、トップはがん研有明病院（４４６件）、県立静岡がんセンター（４４２件）、大阪国際がんセンター（３４３件）、仙台厚生病院（３３９件）と続きます。

ちなみに、東京医科大学の胃がんの手術数は内視鏡手術が83件で、開腹・腹腔鏡手術は合計して72件です。前者は関東地方で45位、後者は49位です。

東京医科大学は入試で男性を優先的に合格させていたことに対し、「外科医が不足するのに、女性は勤務が過酷な外科を嫌がるから」と説明していましたが、このような事情を知ると見方は変わってきます。

女性が医師を選ぶには相当の覚悟が要ります。私がこれまで見てきた女性医師は、男性医師より権威に媚びる人が少なく、滅私奉公型の大学医局勤務に固執しない傾向がありました。彼女たちが東京医科大学の外科医局を敬遠したのは、専門病院との競争に負けて、将来性がないと判断したためかもしれません。

前述したように東大病院でも医療事故がありました。循環器内科に入院し、マイトラクリップという心臓カテーテルを使った手術を受けた患者が医療事故で死亡したのです。

ところが、東大病院は、そのことを遺族に正確に説明せず、第三者機関である医療事故調査・支援センターにも報告しませんでした。この患者については、心機能が悪く、マイトラクリップ手術の適格基準も満たしていなかったことがわかっています。[23]「医療界でのプレゼンスを高めるため、マイトラクリップ手術で症例数を稼ぐ必要があった（東京大学循環器内科医局員）」というのが実態でしょう。東大病院がメディアに向けて送った回答書をみて、東大病院に勤務する循環器内科専門医は「今回の医療事故に関する病院の説明は、支離滅裂で話になりません。患者の命や死を、あまりにも軽視している」と「ワセダクロニクル」の取材に対して答えています。[24] 専門病院との競争に負けた東大病院が、先進医療の実績を挙げるために無理をしたとみることも可能です。

ところで、ここまでご紹介したすべてのランキングで仙台厚生病院が入っていました。この病院は、これからの高度医療の在り方を考える上で示唆に富む存在です。循環器・呼吸器・消化器疾患に特化した専門病院で、今回、取り上げませんでしたが、呼吸器疾患の患者数は全国一位です。

筆者は、ご縁があって、仙台厚生病院の目黒泰一郎理事長と面識があります。その経営方針に共鳴し、非常勤職員として勤務しています。

仙台厚生病院の平均在院日数は9・1日で、年間の入院患者数が1万5、000人以上の病院で

23 「東大病院で『手術死亡事故』隠蔽事件 そして患者は『実験材料』にされた」、『選択』2019年1月号、https://www.sentaku.co.jp/articles/view/18534
24 「回答書は『支離滅裂』と東大専門医——検証東大病院封印した死（8）」、「ワセダクロニクル」2019・2・7、http://www.wasedachronicle.org/articles/university-hospital/h8/

最短です。病床稼動率は99・6％で、これも全国で最高です。専門とする3領域に関しては、「救急や開業医からの紹介は絶対に断らない」と表明しており、それ以外の疾病については他の専門施設に紹介しています。

医師に対する労務管理も徹底しており、目黒理事長は「(部下にサービス残業を強いて)時間外まで診療を行い、収入を上げるような部長は断じて評価しない」と明言しています。

当然かもしれませんが、このようなやり方をすれば、医師も患者も集まります。量は質に転化します。手術数は多いのに、医療事故は起こりません。合併症も減るため、在院日数は短縮し、病床稼動率は高まります。収益性は高まり、それが再投資へ向かう好循環を生んでいます。

どうして、こうなったのでしょうか。私は、手術数ランキングなど、メディアを通じた情報開示が、医療機関の競争を加速させたと考えています。患者は大学病院というブランドより、手術数の多い病院を選びました。

意外かもしれませんが、大学病院は、高度医療機関ではあるものの、専門病院ではないのです。この状況は簡単には変わりません。なぜなら、医学部は附属病院を設置することが、法律で義務づけられているからです。附属病院は総合病院でなければなりません。この結果、「どんな診療科もやっているけど、専門病院に比べてすべて中途半端(元国立大学医学部長)」な状況になります。

私は、今後の大学病院を考える上で、流通業界の変遷が参考になると考えています。かつて、三越・そごうなどの総合百貨店は、わが国の流通業界をリードしていました。

しかしながら、90年代以降、総合百貨店は衰退します。ピークの１９９１年に12兆円であった売上は、２０１８年は5兆８８７０億円（日本百貨店協会調べ）まで減りました。

百貨店の衰退とは対照的に「洋服の青山」などの紳士服専門店、「ビックカメラ」などの家電量販店が台頭しました。専門店が、顧客のニーズに合う多様な商品を提供したのに対し、総合百貨店は「どの店も同じような商品が並ぶ「同質化」に陥った（大西洋・前三越伊勢丹ホールディングス社長）」のです。高級品は売るが、専門店でないあたり、現在の大学病院と酷似します。

大学病院が直面する苦境は、これだけではありません。政府による診療報酬の抑制も経営を圧迫しています。

医療の世界では、医療行為の価格である診療報酬を厚労省が全国一律に決めています。政府の価格統制が残っている数少ない領域です。病院経営は、コストが安い地方都市ほど儲かります。診療報酬が下がれば、物価が高い首都圏の病院がもっとも影響を受けます。

特に危険なのは総合病院です。専門病院は不採算の診療科を切り捨て、選択と集中ができますが、総合病院はできないからです。首都圏の多くの総合病院が「倒産」の危機にあるのです。

『週刊現代』は２０１７年7月16日号で「赤字22億円このままでは名門東京女子医大が潰れる」という記事を掲載しました。

この記事は、6月7日に教職員に、東京女子医科大学の吉岡俊正理事長（当時）が送った文章から始まっています。

「平成28年度の収支差額は22億円の赤字で3年連続の赤字となりました」
「3年連続の赤字により、現在の本学には現預金の余裕はまったくありません」
「これ以上、医療収入が減少しますと、法人存続にかかわる危機的な事態になります」

とあります。

これは東京女子医科大学に限った話ではありません。日本医科大学[25]、聖路加国際病院[26]、三井記念病院[27]、亀田総合病院[28]などの名門病院の経営も思わしくありません。病院の収益性の低下は、設備投資・人的投資の抑制を招きます。大学病院で医療事故などの不祥事が続くのも納得がいきます。

ところが、医学部受験生や若手医師は、このあたりにまったく関心がないようです。倒産しそうな会社に就職を希望する就活生がいないのと対照的です。

以前、医学生向けの雑誌の編集者と話したことがありました。

「皆さんにとっての顧客は医学生なのに、どうして『研究と臨床の両立』や『患者中心の医療』などの綺麗事を病院が言うままに掲載するのですか。研修医への教育にはカネがかかりますから、赤字の病院にはできませんね。病院の経営状態をなぜ紹介しないのですか」

このように尋ねたところ、

「そんなことを書いても、医学生は読んでくれない」と回答されました。

これが医学生に対する周囲の評価です。「お医者さんは社会科の知識が中学3年で止まっている」と揶揄《やゆ》した元官僚もいました。これでは患者が置かれた状況など理解できず、全人的な医療など期待できません。

日本の名門大学、名門病院の中には経営が火の車で、若手医師を使い捨てにしているところが珍しくありません。自分のキャリアを考えるにあたり、就職する病院や入局する大学については、その患者数や財務状況を調べることをお勧めします。病院の広報に掲載される綺麗事でなく、リアルな数字で考える癖をつけてください。一人前の医師になるには、幅広い教養が必要なのです。

新専門医制度が誕生した背景

多くの医師は裕福な家庭に生まれ、進学校に進み、そのまま大学の医学部に入学します。卒後

25 「私大医学部で『経営危機』が続々　破綻寸前の『首都圏医療』」、『選択』2015年9月号
26 「虚飾まみれの『聖路加国際病院』杜撰な労務と放漫経営で傾く『名門』」、『選択』2017年1月号
27 「あの三井記念病院が『債務超過』に　元財閥『結束力低下』の象徴」、『選択』2018年1月号
28 「厚労省が恫喝『亀田病院』が大変　小松副院長のクビを厚労省に差し出した真相。ハコモノ投資で台所は火の車。補助金を止められたらアウト！」、『FACTA』2015年12月号

は医局に入り、そこがすべての世界になります。これでおかしくならないはずがありません。

前にも書きましたが、元灘高校の教頭の倉石寛氏は、優秀な若者がバカになる環境として、「昔、陸軍参謀本部、今、東大理三」と言いました。閉鎖的な組織にいて、長いものに巻かれるうちに自分の頭で考えられなくなるからです。医療界に限らないかもしれませんが、日本人は幼稚になっています。

私は医学生や若手医師に対して、「政府や業界団体が一致団結して推進することは疑いなさい」と指導しています。

誰が見ても素晴らしいものを権力者が推奨する必要はありません。スマホは、政府が「利用しなさい」と言わなくても普及します。

権力者が推奨するのは、放っておいては進まないものです。どんな事にもメリットとデメリットがあります。両者のバランスは立場によって違います。本来は、個々人が十分な情報を得て、自己責任で判断すべきですが、情報の非対称が存在する世界では、そうはいきません。権力者の都合が通ることが多々あります。医療界は、まさにそのような世界です。

前述したように大学病院は存続の危機にあります。経営難に陥り、不祥事が後を絶ちません。これは構造的な問題であり、容易には解決しません。

溺れる者は藁《わら》をも掴む。古今東西共通する人間の行動です。困難に直面した大学教授たちが頼ったのが、専門医制度の改革でした。

従来、専門医制度の認定が各学会に委ねられ、質が保証されないことを問題視し、第三者機関が認定するように制度を変更しました。こうやって立ち上がったのが一般社団法人日本専門医機構です。

厚労省は、この組織に補助金を出し、省内の委員会で議論するという形でお墨付きを与えました。大学教授たちは、医師の自律を捨て、国家権力に迎合しました。中央政府が医師の専門性の認定に関与している先進国は、私は日本しか知りません。

この際、厚労省が要望したのは医師の偏在是正でした。一見、国民にとって有り難い話ですが、利害関係者だけが密室で決めると、国民不在の結論になります。

両者の協議で「日本専門医機構が研修病院を認定し、地方の病院にはそこから若手医師を派遣する」ことで合意しました。もちろん、研修病院の多くは大学病院です。

多くの若手医師は「専門医」という資格がないと生きていけないと考えています。そのためには、大学病院など一部の病院で研修しなければなりません。労働条件は大学病院などが決めます。この結果、大学病院は若い医師を低賃金で雇用できるようになりました。たとえば、東京医科大学の後期研修医の月給は20万円です。一年更新の有期雇用のため、出産や育児もままなりません。

無給の医師までいます。２０１８年10月にＮＨＫが取り上げ、社会問題となりました。文科省も調査に乗り出し、２０１９年６月28日に、その結果を発表しました。全国の１０８の大学病院に勤務する3万1、801人の医師のうち、少なくとも2、191人（7％）が無給医だと判明しました。無給だが、大学院生などの「合理的な理由」があるとして、支払い対象になっていないのが3、594人、さらに精査が必要となったのが1、304人です。常識的に考え、全員が無給の医師でしょう。合計すると7、089人。大学病院の医師の22％が無給医となります。

新専門医制度、大学院生などの無給医、これは時代に合わなくなった大学病院の延命策に他なりません。

新専門医制度とは、「専門医資格が欲しければ大学病院で勤務しろ」というものです。ゾンビ企業を規制で守るのと同じです。

どうして、こんなことが罷り通るのでしょうか。それは一部の既得権者だけが、内輪でルールを決めるからです。

日本専門医機構の幹部の構成をみれば一目瞭然です。2019年8月現在、27名の幹部（理事長・理事・監事）のうち、24人は医師で、このうち15人は医学部教授か経験者です。8人が東京大学医学部を卒業しています。12人は首都圏の医療機関に勤務しており、世間を騒がせた東京医科大学、昭和大学の教授および教授経験者もいます。

大学教授たちは、当然、自らの所属する組織の延命を第一に考えます。さらに、彼らの多くが「いまでも大学病院が一番」と信じ込んでいます。情況が変わってしまったことを認識していません。

医者が腕を上げるには経験を積むしかありません。症例数の多い専門病院には、大勢の若手医師が勤務を希望します。大学医局からの派遣に頼る必要はありません。経験を積みたければ、大学に入局せず、いきなり専門病院に就職した方がいいでしょう。

ところが、新専門医制度ができてしまいました。「専門医」という称号を得るために、何年間も症例数の少ない大学病院で働かねばなりません。「専門医資格」に拘らず、真の専門家を目指すか、「肩書き」に拘るか、二者択一を迫られるケースが続出しています。

若手医師が辛いのは、腹を据えて、専門病院での研修を選択しても、その将来はバラ色ではないことです。

それは、専門病院で研修しても就職口がないからです。専門病院には大勢の患者が受診します。医師1人あたりの経験数は増え、技量は向上しますが、人口減が続くわが国で手術を受ける患者は減ります。75歳未満の死亡数はすでに20年前から減少に転じており（はじめに、図1）、これから増えるのは超高齢の患者ばかりです。必要とされる医療は変わってきます。

大学病院が育成してきた専門医の必要数は減少します。肺がんを例に、どのくらいの医師が職を失う可能性があるか推計しましょう。

日本胸部外科学会によれば、少し古いですが、2010年の呼吸器外科の手術数は約6万件です。毎年2、000件ずつ増加しているそうです。

このうち48％が肺がんで、手術を受ける患者の「平均年齢は70歳近くとなり、約10％が80歳以上の方々（同学会ホームページより）」だそうです。大きな手術にたえられるのは70代までです。70代以下の年齢層は、今後、急速に減少していきます。

一方、同学会が認定する呼吸器外科専門医は1、315人。260の基幹施設と385の関連施設で働いています。わが国の呼吸器外科手術をすべて専門医がやったとしても、手術数は年間46件、肺がんは22件です。これでは技量を維持できません。

患者は専門病院に殺到しています。『手術数でわかるいい病院2019』（朝日新聞出版）によれば、2017年度、関東地方で手術数が多いのは国立がん研究センター中央病院536件、同東病院442件、順天堂大学423件、神奈川県立がんセンター354件、がん研有明病院336件です。この5つの病院の常勤医は合計で20人。一人あたりの年間の症例数は105件となります。

肺がんの手術をすべてこのレベルの専門病院で行えば、必要な専門医は274人ですみます。日本胸部外科学会が認定する専門医のうち1、041人（79％）は職を失います。

日本の医療費を抑制すべく、「選択と集中」という合理的な経営がなされれば、専門医は「リストラ」の対象となります。これでも、みなさんは従来型の専門医を目指しますか。これから医学部を目指す若者は、このような時代の変化に対応しなければなりません。

第5章　医学部選びのポイント

ここまで、わが国で求められる医師像が変わり、医学部が岐路に立たされていることを見てきました。

第5章では、皆さんが医学部を選ぶ際に考慮すべき点をいくつかご紹介しましょう。

医学生の学力は低下しているか。医学部の偏差値から考える

まず、医学部の教授たちは、学生のことをどのように見ているのでしょうか。

医学部は大学受験の最難関です。優秀な学生が集まっているはずです。ところが、指導する医学部教授の評価は違います。

「最近の学生はできが悪い」

「高校で習っておくべき、基礎的な教養が身についていない」

このように嘆く人が少なくありません。このことは、医学部教授を対象とした調査でも示されています。

2012年11月に全国医学部長病院長会議が発表した「医学生の学力低下問題に関するアンケート調査報告」では、全国にある80の医学部のうち、75校の担当者が「医学生の学力が低下している」と回答しているのです。

その理由として「ゆとり教育（65校）」、「医学部定員の増加（58校）」、「若者全体のモチベーションの低下（44校）」、「医学部教員の多忙（43校）」が挙げられていました。

特に、多くの医学部長や病院長が、2008年から実施された医学部定員の増員が悪影響を与えたと考えています。1966年は18歳人口の700人に1人が医学部に進んでいましたが、2013年には136人に1人となっています。医師専用の情報交換サイトであるエムスリーのインタビューで、福島統氏（東京慈恵会医科大学教育センター長）は「門戸は昔よりかなり広がっている」と述べています。

一方、進学校の教師の中には、「最近の優秀な生徒は、みな医学部に行ってしまう」と嘆く人が少なくありません。

『週刊ダイヤモンド』2016年6月18日号に掲載された「特集　最新医学部&医者」によれば、主要進学校の卒業生の多くが医学部に進学しています。

たとえば、2016年の受験では、東海高校（愛知県）は208人、ラサール高校（鹿児島県）

は151人、灘高校（兵庫県）は150人、開成高校（東京都）は129人、桜蔭高校（東京都）は96人が医学部医学科に合格していました。

両者の主張は、真っ向から食い違います。果たして、どちらの言い分が正しいのでしょう。

そもそも、どうやって医学部入学者の能力を評価すればいいのでしょうか。私は偏差値に着目し、医学部入学者の能力の変化を評価してみました。

もちろん、入学者の能力を評価することは難しく、学力がすべてではありません。

ただ、学力は医学を学ぶ上で重要です。それに、毎年、予備校が大学の偏差値を評価し、公開しているため、定量的に評価できます。偏差値は各予備校が総力をあげて弾き出す数値であり、やる気や人間性のような主観的な評価と異なり、客観性があります。各大学の合格難易度を、もっとも正確に反映したものと言っていいでしょう。

もちろん、単純に医学部の偏差値を調べても意味がありません。大学進学率は1990年の25%から、2017年には53%に上昇しているため、難関大学の偏差値は、おしなべて上昇しているからです。

医学部の入学者のレベルを評価するには比較対象が必要です。そこで、私は東京大学の理科一類と比較しました。東京大学理科一類が、わが国を代表する理系学部であることに異存がある人はいないでしょう。

私は、国公立大学医学部を対象に、2016年と1985年の偏差値を比較しました。偏差値は河合塾が発表しているデータを用いています。

私大医学部を対象から除外したのは、私大医学部は受験日をずらしているからです。合格者の多くが入学を辞退します。表向きの偏差値と実際の入学者の偏差値に乖離がある可能性があります。

この調査結果をご紹介しましょう。調査を担当したのは、医療ガバナンス研究所の研究員である矢野厚君と当時、旭川医科大学の学生だった村田雄基君（現南相馬市立総合病院研修医）です。

まず、1985年の国公立大学医学部、および東京大学理科一類の偏差値を図15に示します。

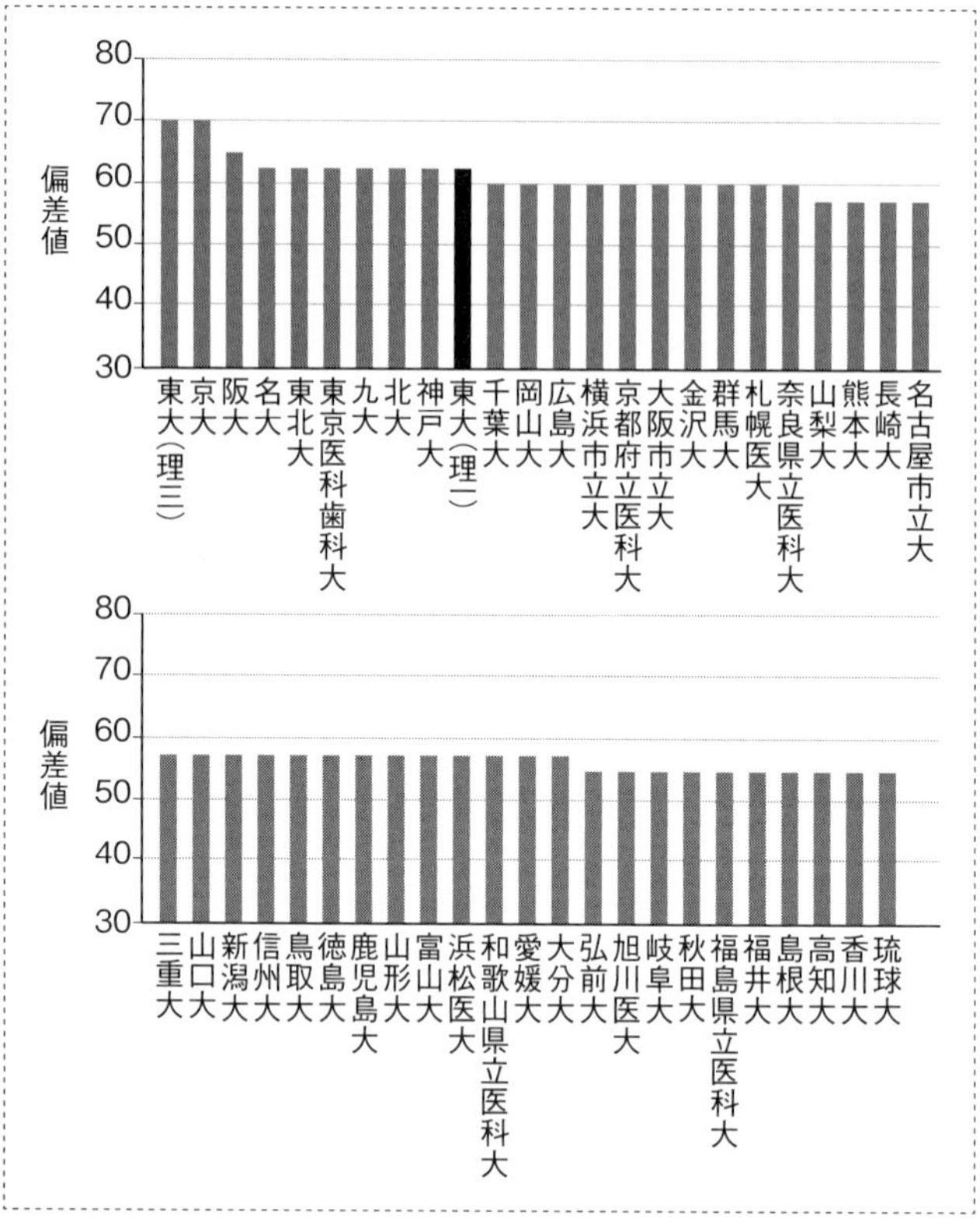

図15　1985年の国公立大学医学部、および東大理科一類の偏差値

1985年とは、現在の教授や准教授が医学部に入学した頃です。

トップは東京大学理科三類と京都大学で偏差値は70でした。大阪大学（65）、名古屋大学・東北大学・九州大学・北海道大学・神戸大学・東京大学理科一類（62・5）と続きます。

東京大学・京都大学・大阪大学の医学部が最難関で、東京大学理科一類と旧七帝大の医学部はほぼ同レベルの難易度です。地方国立大学の医学部はかなり見劣りします。

では、2016年ではどうでしょう。図16に各大学の偏差値を示しま

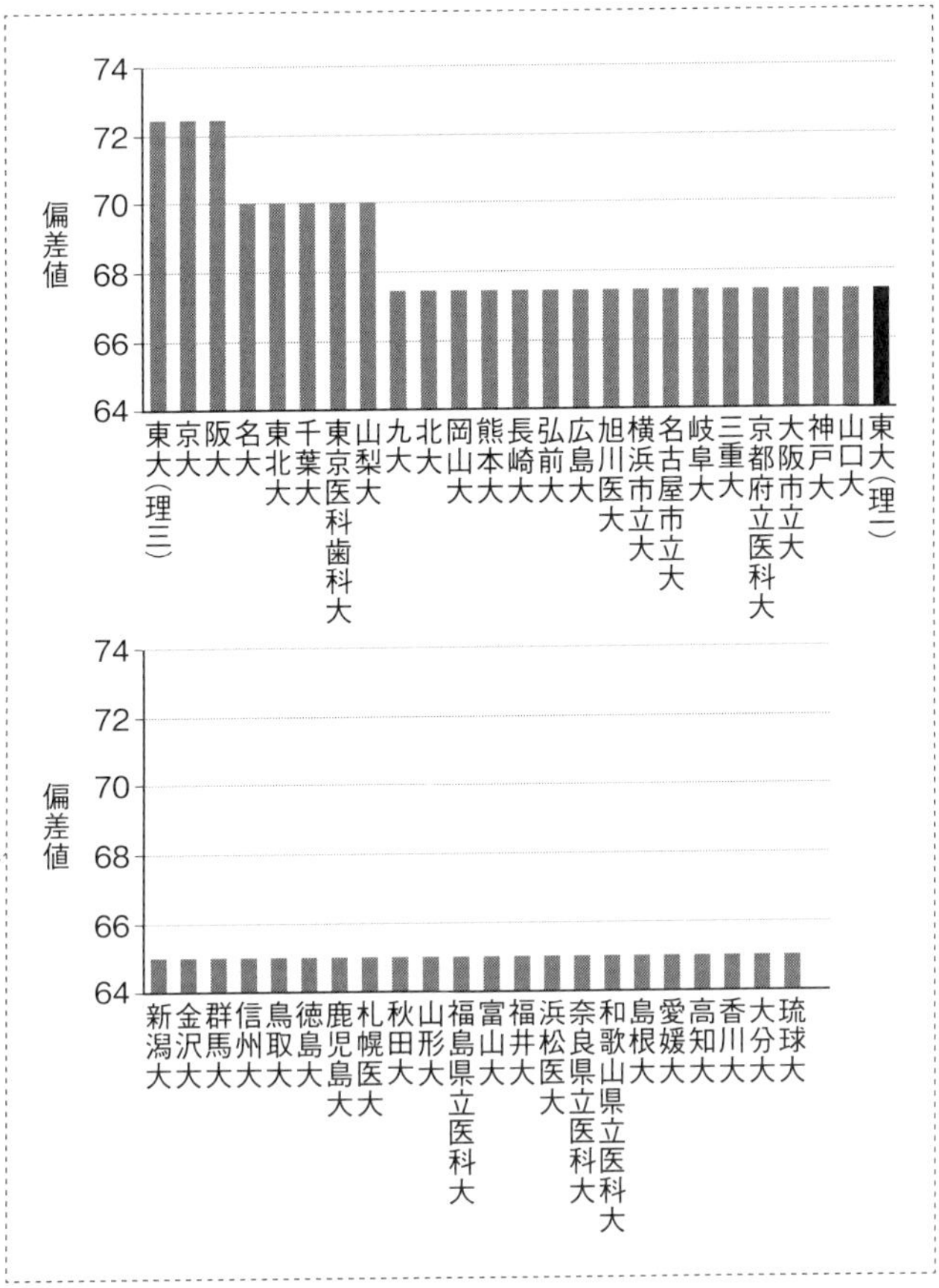

図16　2016年の国立大学医学部、および東大理科一類の偏差値

す。

上位は東京大学理科三類・京都大学・大阪大学（72・5）、名古屋大学・東北大学・千葉大学・東京医科歯科大学・山梨大学（70・0）と続きます。

東京大学理科一類の偏差値は67・5ですが、1985年と比較して大幅に順位を下げています。二期校だった岐阜大学、山口大学、旭川医科大学と同レベルです。

二期校とは、かつて3月下旬に入学試験を行っていた大学です。3月上旬に入学試験を行う一期校に旧七帝大などの有力大学が集中したため、多くの受験生が「滑り止め」で受けました。今回の結果は、年配の方は俄《にわか》には信じられないでしょう。

では、この30年間に、どのような大学の偏差値が上がったのでしょう。結果を図17に示します。

偏差値が上昇したのは山梨大学、弘前大学、岐阜大学、旭川医科大学（12・5）、琉球大学、三重大学、福島県立医科大学、福井大学、名古屋市立大学、長崎大学、千葉大学、島根大学、高知大学、熊本大学、香川大学、秋田大学（10）と続きます。

一方、偏差値の変化が少なかったのは、東京大学理科三類、京都大学で2・5しか上がっていません。ついで、東京大学理科一類、北海道大学、奈良県立医科大学、札幌医科大学、神戸大学、群馬大学、九州大学、金沢大学で5です。

地方の国公立大の医学部が急に難しくなり、いまや東京大学理科一類と同レベルになっている

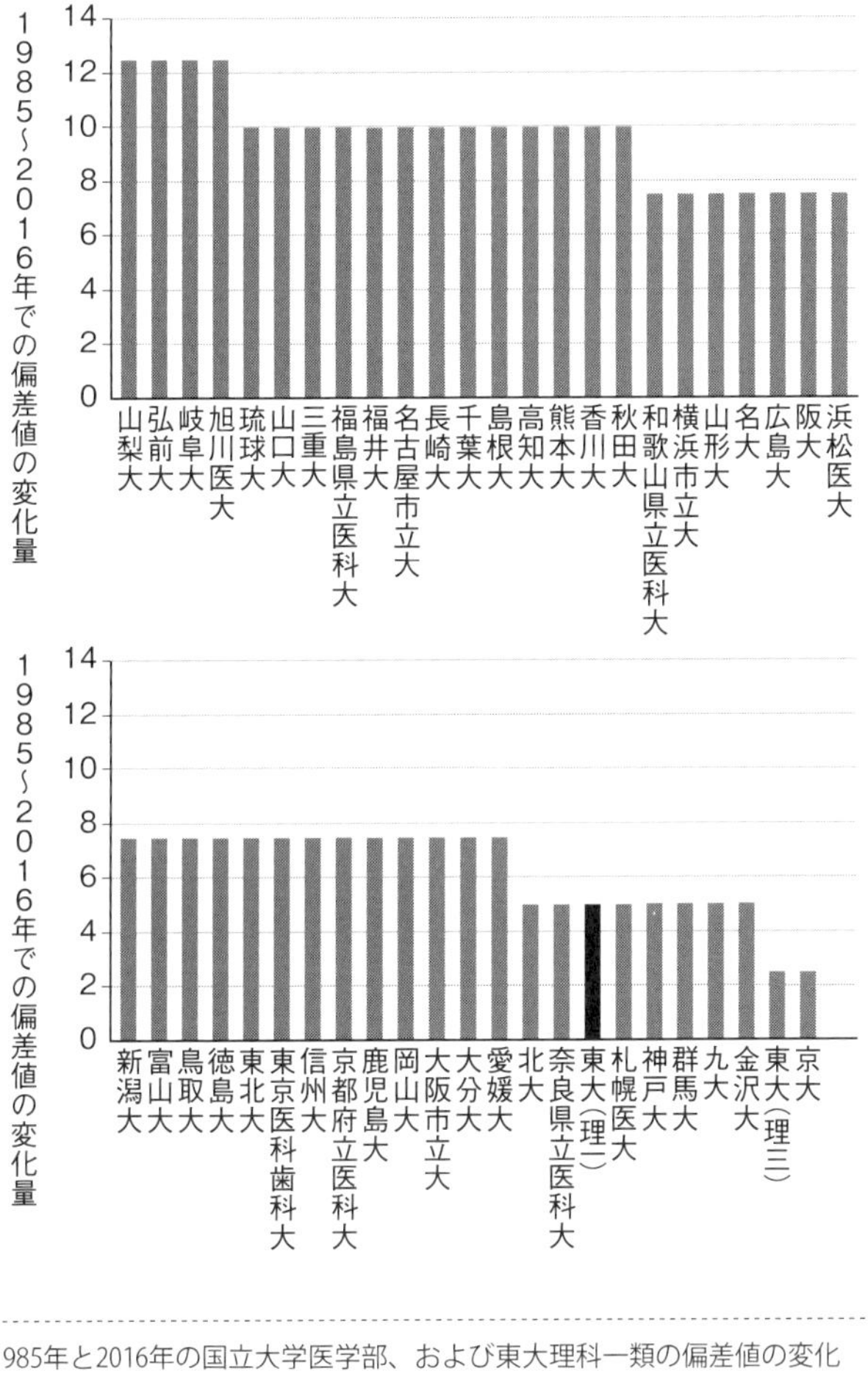

図17　1985年と2016年の国立大学医学部、および東大理科一類の偏差値の変化

ことがわかります。

では、全国医学部長病院長会議の幹部が主張するように、医学部の定員を増やしたために、入学者の学力が低下している可能性はあるのでしょうか。

図18は2011年と2016年の国公立大医学部の偏差値の変化を示しています。もし、医学部の定員増により、入学者の質が低下しているなら、偏差値は下がっているはずです。ところが、低下しているのは九州大学と金沢大学だけで、2・5下がっています。ちなみに、東京大学理科一類も2・5低下しています。

ただ、偏差値が下がっているのはごく一部です。53の国公立大学医学部のうち、32は偏差値の変化がありませんし、旭川医科大学や弘前大学など11大学は2・5上昇しています。医学部の定員を増やしたせいで、入学者の学力が低下しているとはいえません。

では、全国医学部長病院長会議の幹部が言うように、医学生の学力が低下しているとしたら、何が問題なのでしょうか。少なくとも、入学者の質は低下していないようです。

そうなると、教育システムに問題があるか、そもそも「医学生の学力低下」という前提が間違っているかのどちらかでしょう。私は両方の側面があると思います。

現在の医学部教育はいびつな状況です。東京大学理科一類に合格する学力をもつ学生が、地方の国公立大の医学部に入学しているからです。教授たちが学生だったときとは、まったく状況が違っています。果たして、教育体制は学生に合わせて変わったのでしょうか。私は、そこに問題

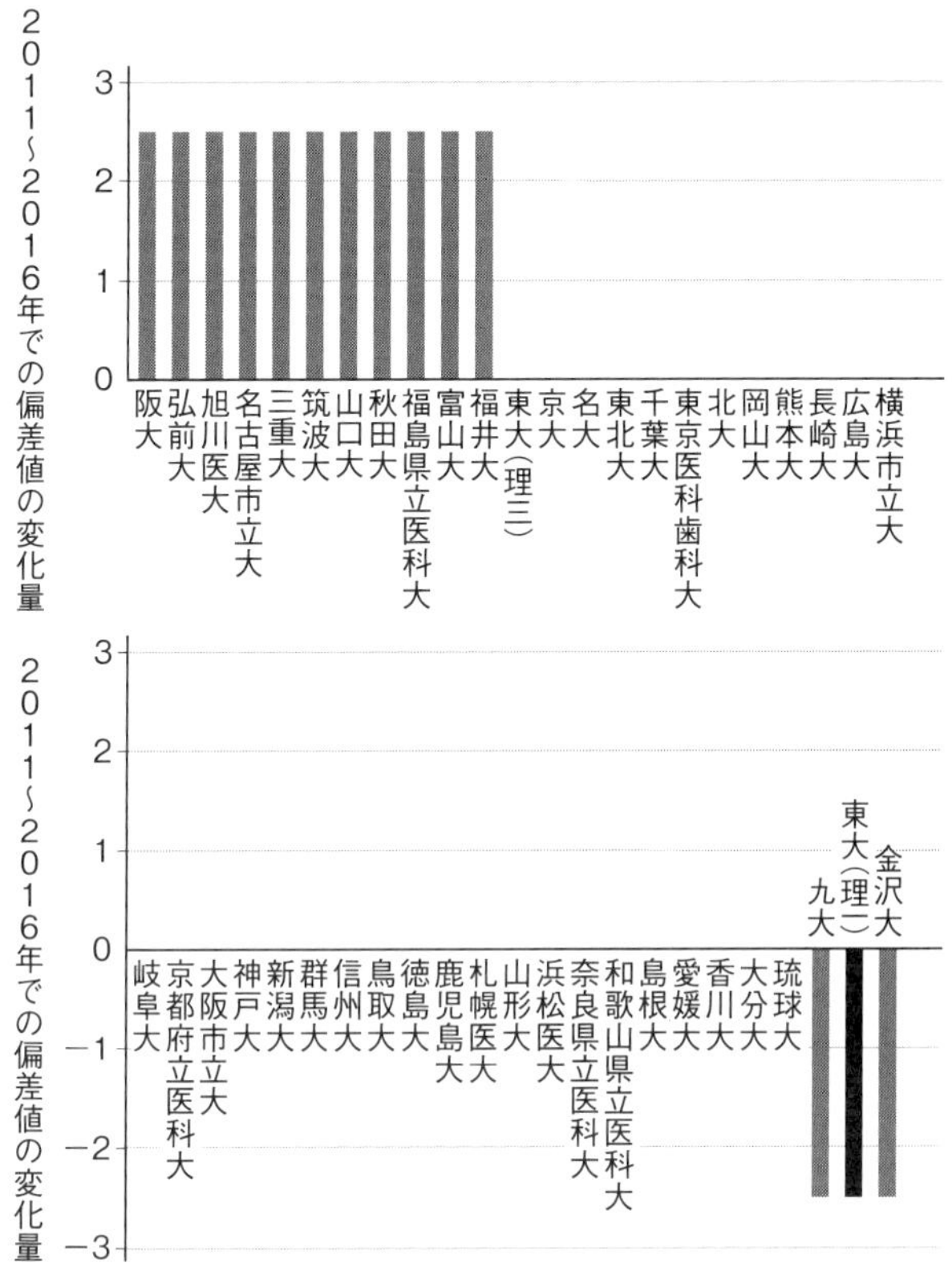

図18　2011年と2016年の国立大学医学部、および東大理科一類の偏差値の変化

があると考えています。

優秀な学生を指導する際には、自分で考えさせることが重要です。教員の仕事は、知的で魅力的な環境を提供すること。そして、締めるところと、自由にさせるところのバランスをとらねばなりません。

特に後者は重要です。米国の大学は、授業は厳しいのですが、夏休みなど休暇は長くとります。その間にボランティアなど自由に活動します。

多数のノーベル賞学者を輩出した京都大学の学風は自由です。開成高校や灘高校などの有名進学校も自由です。詰め込み教育はしません。

ところが、昨今の医学部教育は正反対です。講義と実習を詰め込み、夏休みや冬休みは短期間です。多くの大学が授業の出席をとり、小テストを繰り返します。酷いところになると、医師国家試験対策用の授業や試験を行います。医師国家試験用の予備校に通う学生までいます。

これでは、教養は身につかず、自分で考えられません。医師国家試験には合格するかもしれませんが、まともな大人に育たないでしょう。「最近の医学生は学力が低い」と感じる教授もでてくるはずです。

ただ、その責任は大学生にはありません。むしろ彼らは被害者です。折角、優秀な頭脳をもって医学部に入ってきているのに、その才能を伸ばしてもらっていないのです。

いま、考えるべきは、医学部教育の中味です。詰め込み一辺倒ではダメです。座学をやめて、実習で締め上げるのも同様です。しっかりした思考力、教養をもち、自分で考えることができる人材を育成しなければなりません。

そのためには、学生自身の試行錯誤が必要です。そして、彼らを指導する教員のレベルを上げなければなりません。医学部に必要なのは入試の改革ではありません。教育的提供体制の改革です。

ただ、それは一朝一夕にはできないでしょう。医学進学を希望する若者は、教授の言うことを鵜呑みにせず、自分の頭で考えねばなりません。

医学生の出身地分析

「出身地と出身大学以外で働きなさい」

私が主宰する医療ガバナンス研究所で学ぶ医学生や若手医師に対して、このように言います。

私がこのように指導する理由は、異郷で生活することで若者は成長するからです。

人はあらゆる意味で環境の影響を受けます。ところが、そのことを自らは認識しません。自分の育った環境がすべてと思ってしまうからです。

私は春休みにインターンに来る学生に必ずやってもらうことがあります。それは有名大学の合格者の分布を調べることです。

2019年の春休みは、二人の大学生がインターンを経験しました。吉村弘記君と村山安寿君です。

吉村君は埼玉県生まれ。私立武蔵高校を卒業後、2浪の末、広島大学医学部に合格しました。母上の吉村七重さんは熊谷市役所に勤務する保健師です。1994～5年にかけて、筆者が大宮赤十字病院（現さいたま赤十字病院）で研修医をしていた際に一緒に働きました。頭の回転が速く、行動力がある人物です。弘記君は彼女の一人息子です。

彼女は弘記君に拙著『日本の医療格差は9倍　医師不足の真実』（光文社新書）を読むように勧めたようです。

この中で「異郷での研修」を勧めています。弘記君は「当初、東北大学を希望していましたが、先生の文章を読んで、広島大学を受けることにしました」と言ってくれました。

埼玉と仙台は東北新幹線で繋がっています。交流も多く身近な存在です。

一方、広島と埼玉はほとんど交流がありません。そもそも埼玉と西日本は没交渉に近い状態です。吉村一族で、西日本に住むのは弘記君が初めてだと言います。勇気ある選択に敬意を評します。

2019年の夏休みに帰省した際には、「関東出身者は自分だけ。慣れるのに大変でした」と言いました。本人は気づいていないかもしれませんが、春休みに会ったときとは、逞《たくま》しさがまったく違っていました。

もう一人の学生である村山君は都立日比谷高校から東北大学医学部に進みました。中学は函館ラサールです。東京、仙台、函館での生活経験があります。4月からは2年生に進級するところでした。

すでに東北大学で1年間を過ごした村山君は「東北大は東北地方と首都圏の学生が多い。西日本の人はほとんどいない」と言いました。一方、「東大や早慶には全国から学生が集まってきているのでしょう」と考えていました。

おそらく、同じようなイメージを世間一般の方々も抱いておられるのではないでしょうか。

マスコミは、わが国は東京への一極集中が加速し、地方が衰退していると繰り返し報じているのも、このような考えが背景にあると感じています。

政府も立場は同じです。2017年9月、文部科学省は東京23区の私立大学の定員増を認めないことを告示しました。本当に東京の大学に全国から優秀な学生が集まり、地方は衰退しているのでしょうか。

村山君には『週刊朝日』と『サンデー毎日』を渡しました。毎年3月に有名大学の高校別合格者数を掲載しています。私が指示したのは、各都道府県の18歳人口あたりの有名大学の合格者を調べることです。

村山君は処理能力が高く、わずか2日ですべての結果をまとめ上げました。そして、いろいろと考えたようです。

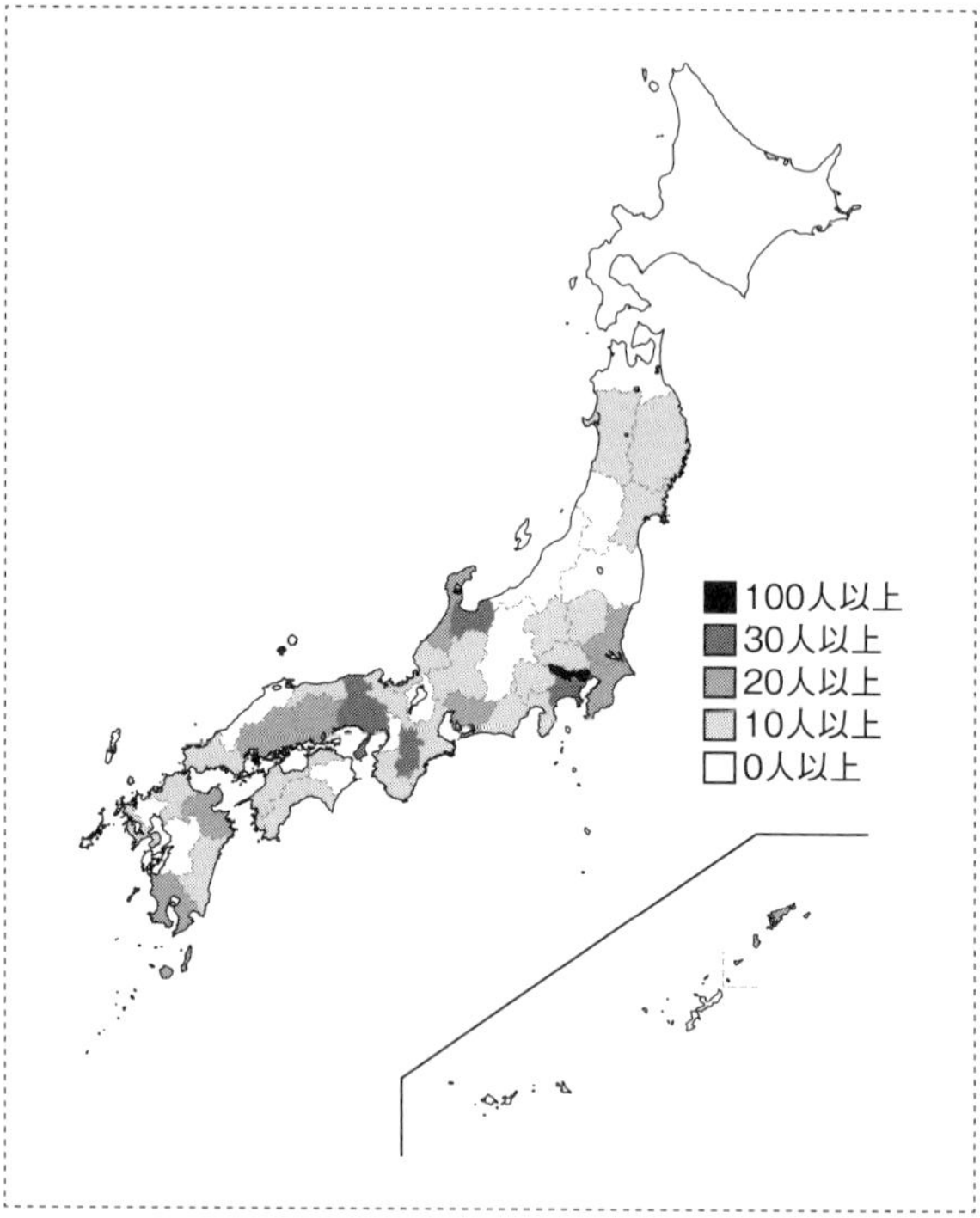

図19　2019年受験における各県の18歳人口１万人あたりの東京大学合格者の分布
出典：『週刊朝日』３月29日号発表の合格者数。18歳人口は平成27年国勢調査時の15歳人口より算出

まずは東京大学です。都道府県別の18歳人口1万人あたりの合格者を図19に示します。東京、奈良、神奈川、富山、兵庫が多いのがわかります。東京、奈良、兵庫には私立の有名進学校が存在し、富山は教育熱心で有名です。たしかに、東京大学には全国から優秀な学生が集まってきているようです。

ただ、私立の進学校には他府県から高校生が通っています。今回のように学校所在地に注目した調査では、一部の都府県を過大評価してしまいます。

この影響を避けるため、関東地方や近畿地方などブロック別に分析しました。結果は図20です。東京大学の地元である南関東が最も多く、北陸、中国、南九州が続きます。兵庫や奈良の高校から東京大学に進学する生徒が多いものの、近畿は全体として東京大学進学者は多くはありません。

北陸、中国、南九州に共通するのは旧七帝大がないことです。最寄りの旧七帝大に進学するより、東京大学を目指す学生が多いのかもしれません。

では、東京大学の学生に占める関東出身者の割合はどれくらいでしょうか。

意外かもしれませんが59%が関東出身です。2位の近畿13%、3位の中部の12%を大きく引き離します。入学者に占める近畿以西の出身者の割合は25%に過ぎません。

東京大学には全国から優秀な学生が集まりますが、入学すると周囲は「関東人」だらけを経

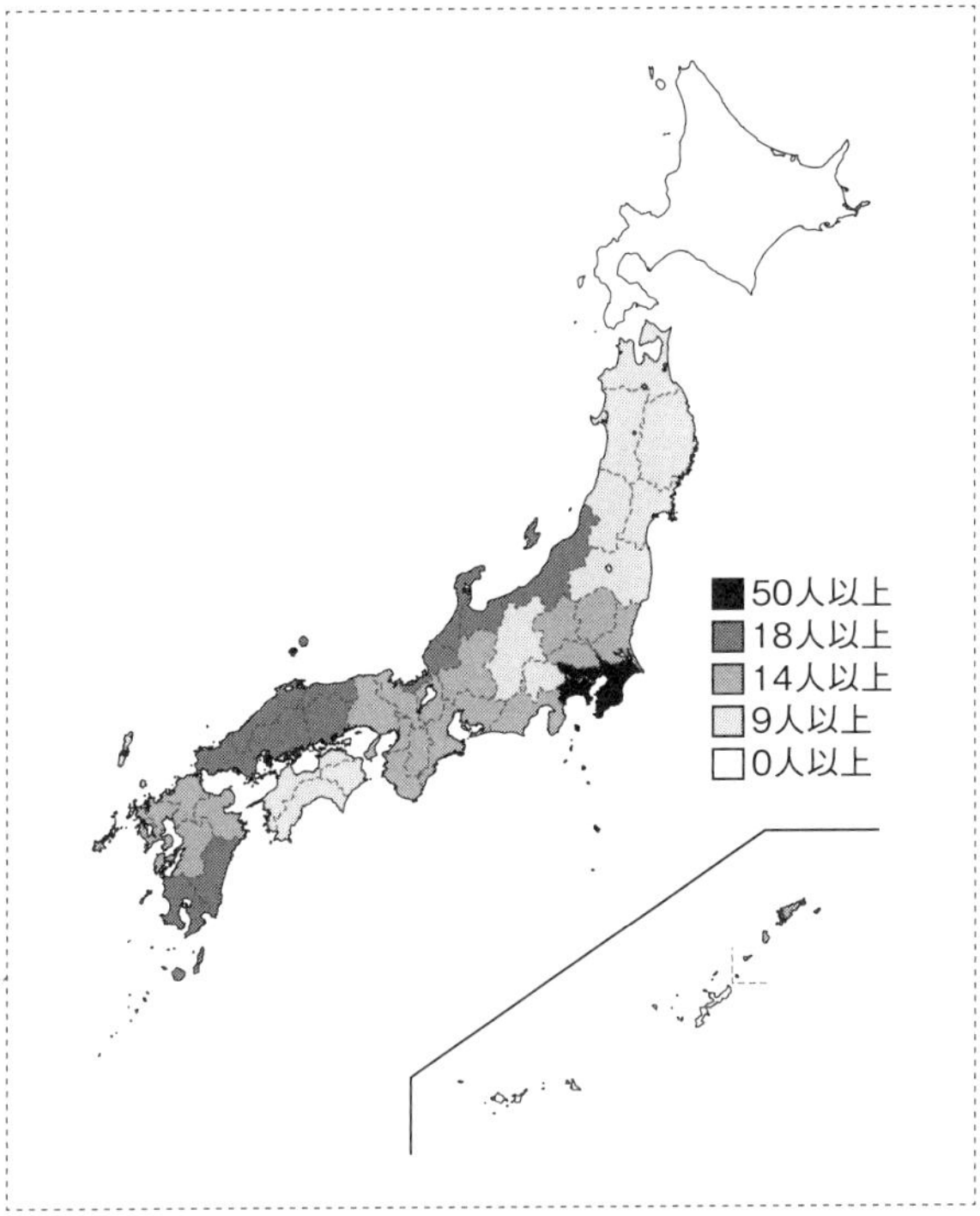

図20　2019年受験における各地方の18歳人口１万人あたりの東京大学合格者数
出典：『サンデー毎日』３月24日号発表の合格者数。18歳人口は平成27年国勢調査時の15歳人口より算出

験します。

例外は理科三類です。合格者は東京42、兵庫23、愛知6、大阪4、京都4、富山3、広島3、神奈川3と続きます。関東地方の合格者は48名で定員の5割を割り込みます。入学者の42%が近畿以西出身です。人口当たりに直すと、図21のようになります。

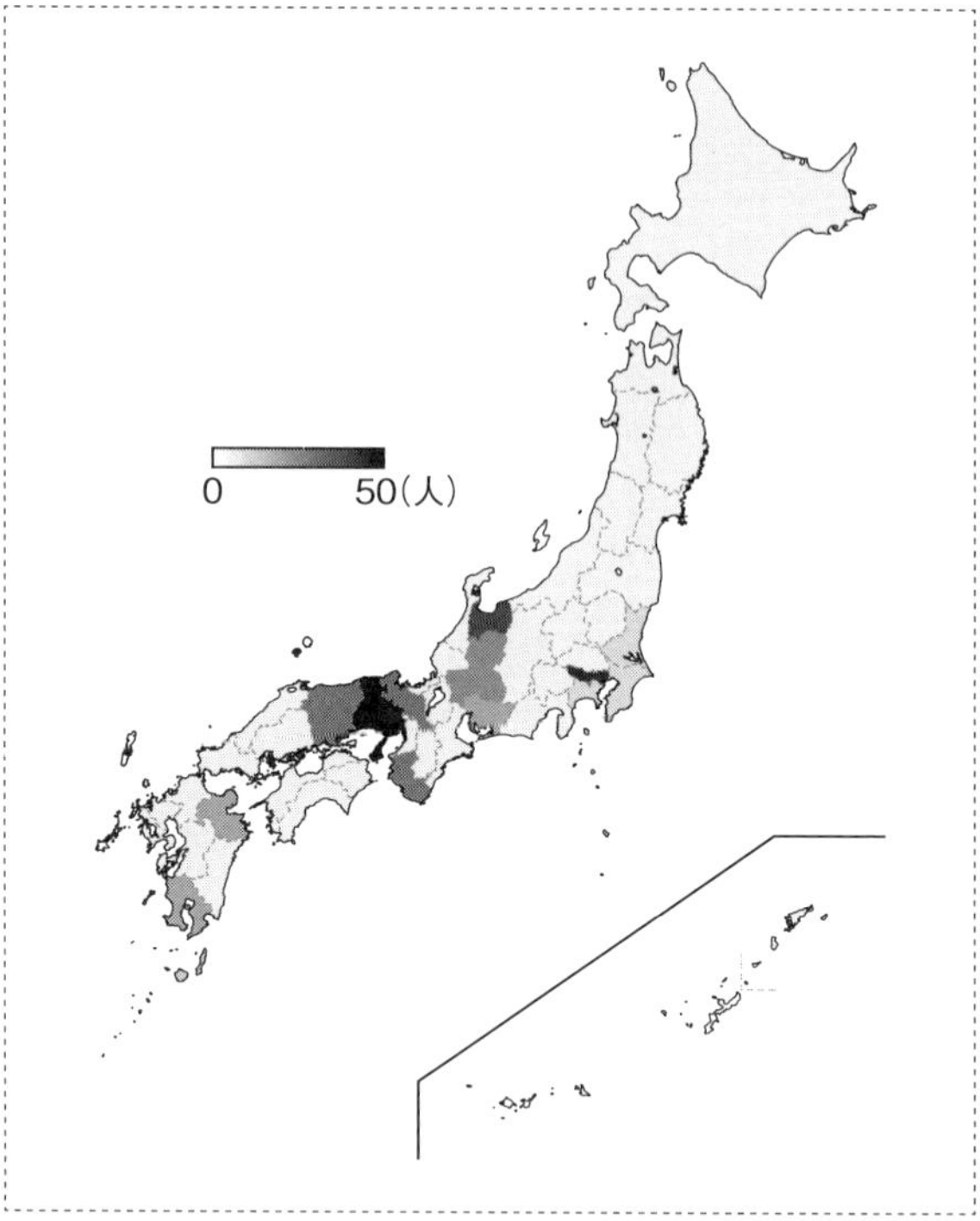

図21　2019年受験における各県の18歳人口10万人あたりの東京大学理科三類合格者
出典：『サンデー毎日』4月28日号発表の合格者数。18歳人口は平成27年国勢調査時の15歳人口より算出

理科三類で関東出身者が少ないのは、兵庫県の灘高から大量に合格するからです。2019年は20名が合格しました。

では、逆に東京大学合格者が少ない地域はどこでしょう。低い順に沖縄、島根、青森、大阪、滋賀、福島、佐賀、山形となります（図19参照）。

注目すべきは、教育先進県とされる大阪からの進学者が少ないことです。一部の高校生は兵庫や奈良の進学校に通うのでしょうが、それを考慮しても大阪からの進学者は多くありません。近畿の約4割の人口を抱える大阪の高校生が東京大学に進学しないため、近畿からの東京大学進学率は高くなりません。

大阪人の東京大学嫌いは、大阪人の東京への対抗意識を反映しているのかもしれません。理由はわかりませんが、少なくとも大阪に限っては「全国の優秀な若者が東京に行く」ということにはなっていません。

これは、この地の活性化に少なからぬ影響を与えています。優秀な高校生が地元の大阪大学や京都大学に進むため、この地域からノーベル賞に代表されるさまざまな成果がでています。

第3章で見たように関西が多数のノーベル賞学者を輩出していることや、京都大学や大阪大学の臨床研究のアクティビティーが高いのは、このような側面が影響しているのかもしれません。

もう一つ注目すべきは、東北地方からの進学者が少ないことです(図19参照)。特に東京ともっとも近い福島からの進学者はわずかに14人です。

福島は東北大学への進学者も多くありません。18歳人口1万人あたりの東北大学合格者数は東北地方で最低です。多い順に宮城152人、岩手88人、青森71人、秋田62人、山形45人、福島18人となります。

このように見ると福島は教育後進県といっていいでしょう。明治維新以来、教育面で差別を受けてきたからです。いまも影響は残ります。

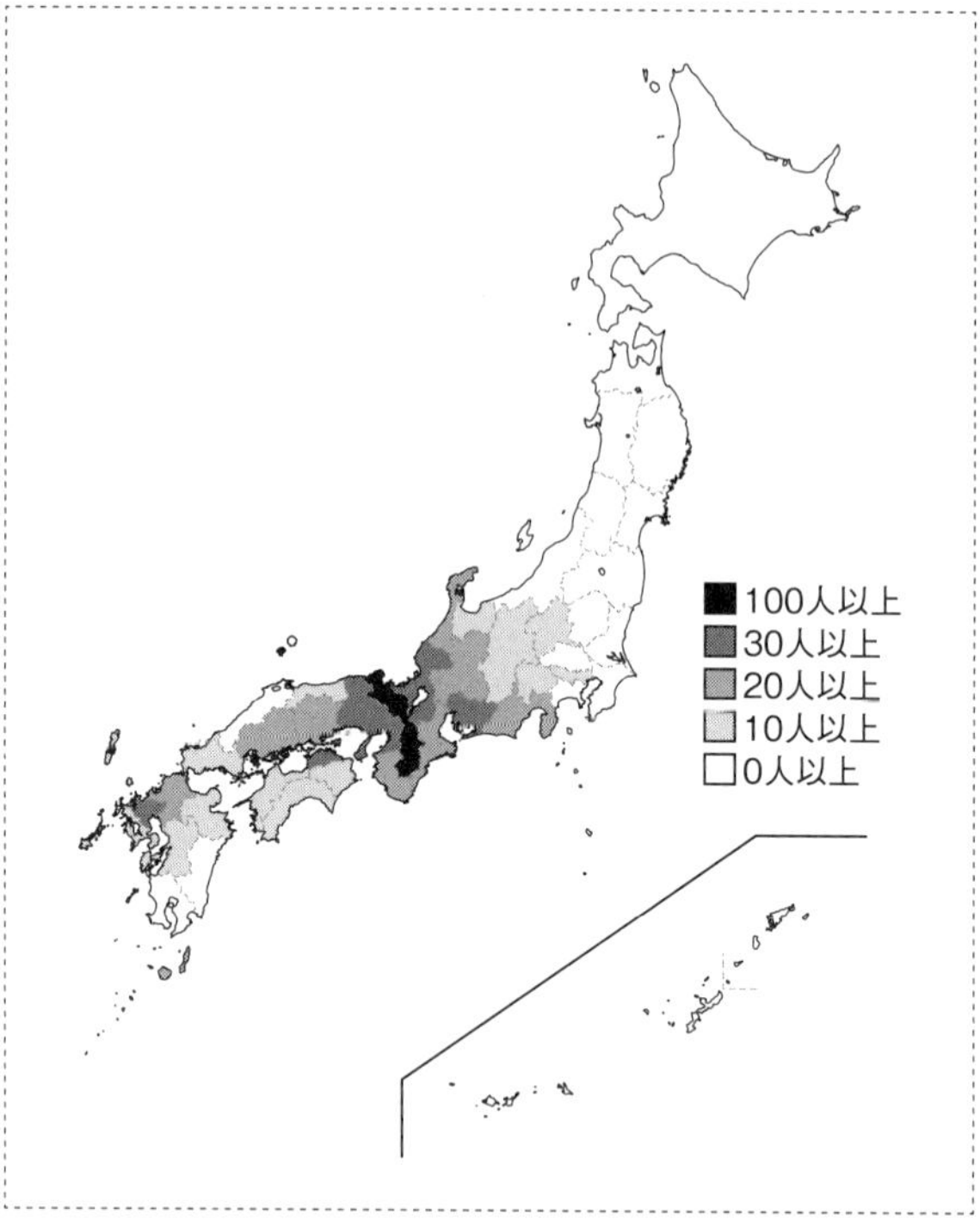

図22　2019年受験における各県の18歳人口１万人あたりの京都大学合格者の分布
出典：『週刊朝日』３月29日号発表の合格者数。18歳人口は平成27年国勢調査時の15歳人口より算出

村山君に東京大学の次に調べてもらったのは京都大学でした。その結果を図22に示します。

京都大学は京都を中心に同心円状に合格者が分布しています。大学入学者に占める近畿出身者の割合は50％です。やや低いのは中部地方からの入学者が多いためで、これもいれると67％となります。東京大学と同じく大半の学生が地元出身の「ローカル色が強い大学」ということになります。東京大学との違いは兵庫、奈良、富山のような遠く離れたところから、京都大学を目指す地方がないことです。

この傾向は医学部も変わりません。京都大学医学部の合格者の68％は近畿地方出身者です。かくの如く、大学は基本的に地元出身者が大半を占めます。

例外は東北、甲信越地方の医学部です。秋田大学、福島県立医科大学、新潟大学、山梨大学、信州大学は地元出身者より関東出身者の方が多くなっています。地元出身者と関東地方出身者の割合は、秋田大学33%と43%、福島県立医科大学が39%と47%、新潟大学34%と45%、山梨大学が30%と38%、信州大学が28%と51%になっています。

西日本で、このような状況になっているのは福井大学と徳島大学だけです。福井大学は北陸地方出身者が24%に対し、近畿地方と東海地方の出身者が33%ずつです。徳島大学は四国出身者が38%に対し、近畿地方出身者が42%です。九州、中国地方には、このような県はありません。首都圏に医学部が不足しているため、首都圏で医学部を目指す学生が関東地方の周辺にある医学部に進んでいることがわかります。

女性差別

「医学部の女性差別は本当になくなるのですか?」

医学部受験を希望している女性から相談を受けることがあります。2018年に医学部入試での女性差別が発覚して以降、受験生は不安を抱いています。

2019年の入試はすでに終了しており、女性差別が改善されたか否か検討できるはずですが、文部科学省は情報開示に消極的です。これまでにやったことは、6月25日に問題が指摘された10大学の状況を報告しただけです。その10大学とは、東京医科大学、順天堂大学、北里大学、聖マリアンナ医科大学、神戸大学、岩手医科大学、昭和大学、日本大学、金沢医科大学、福岡大学です。

この調査によれば、男性合格率／女性合格率は、女性受験者差別が判明した4大学で東京医科大学が3・11から0・98、順天堂大学が1・93から0・95、北里大学が0・86から0・78、聖マリアンナ医科大学が1・47から0・79と劇的に改善していました。

何らかの問題はあったものの、女性差別は指摘されていない6大学でも女性の合格率が向上した大学がありました。昭和大学が1・49から0・78、日本大学が2・02から0・87です。常識的に考えて、このような大学も女性を差別していた可能性が高いでしょう。

では他の71大学はどうなっていたでしょうか。文科省に問い合わせたところ、情報を開示する予定はないという回答でした。私は濱木珠恵医師（ナビタスクリニック新宿院長）と共同で、2019年の医学部入試における男女の合格率を、それ以前の2013〜18年と比較してみました。

2013〜18年のデータは文部科学省が全大学について公開しています。2019年の10大学以外のデータは、「ハフィントンポスト」が独自に調査していましたので参照しました。[29] ハフィントンポストと文部科学省のデータとは一致しないものがありましたが、その場合は文部科学省

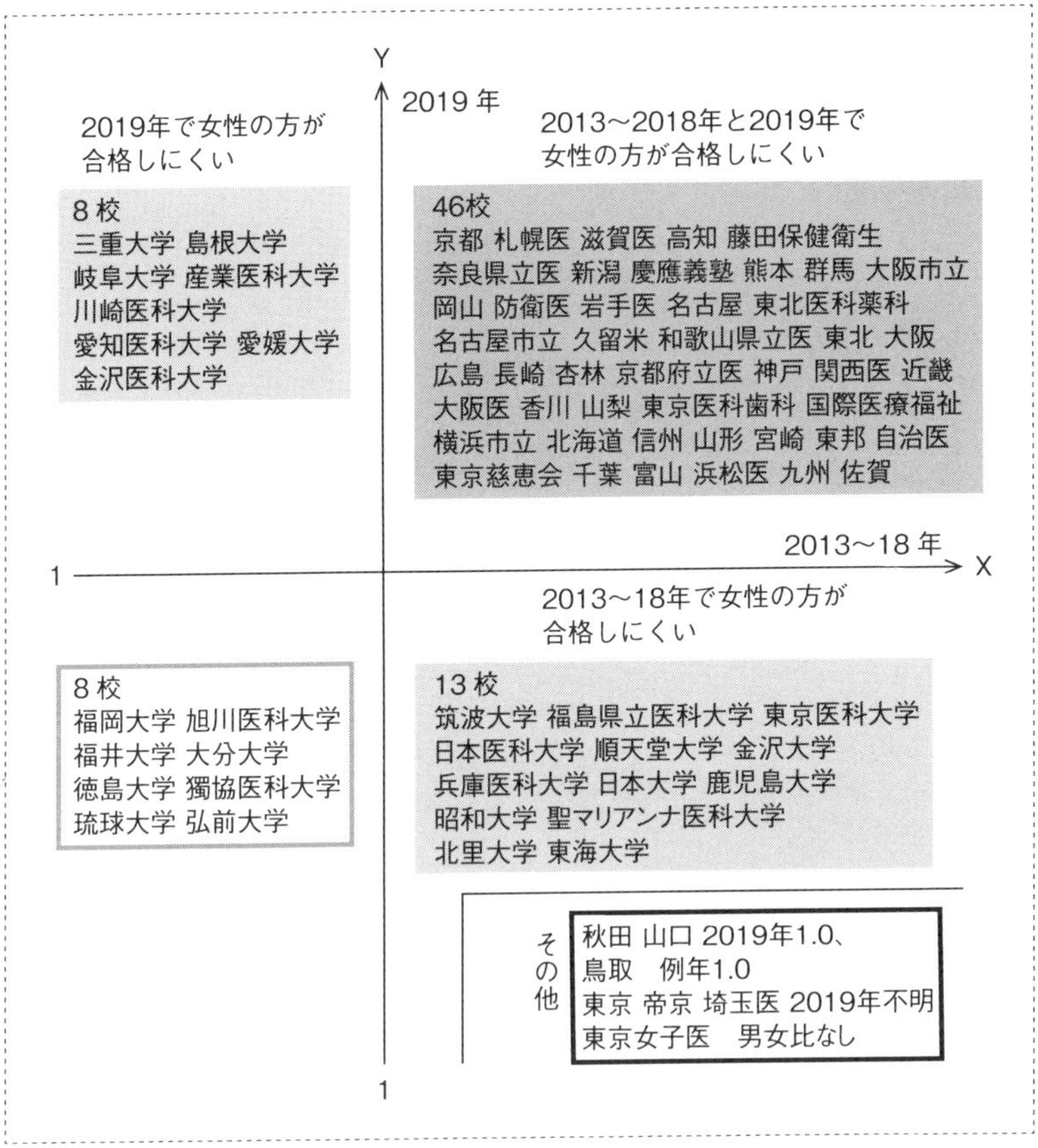

図23　医学部の男女別合格率、2019年と2013〜2018年の比較

のデータを使用しました。

図23は、2019年と例年（2013〜18年）の男性合格率／女性合格率の比を示しています。X軸が2013〜18年、Y軸が2019年の合格比です。1より大きいと、女性の方が合格しにくいことを意味します。

全体的にX＞1、Y＞1の大学が多く、46校（57%）が含まれています。表5は2016〜18年の入試で男性優位だった大学のリストです。のべ30校中、16校が国公立大学です。

表5　2016〜18年に男性が合格しやすかった医学部

2016年		2017年		2018年	
大阪市立大学	2	岡山大学	1.7	東京医科大学	3.11
京都大学	1.96	富山大学	1.58	日本大学	2.02
鹿児島大学	1.93	順天堂大学	1.53	順天堂大学	1.93
富山大学	1.82	大阪市立大学	1.5	新潟大学	1.79
大阪大学	1.79	東北医科薬科大学	1.45	防衛医大	1.785
九州大学	1.77	埼玉医科大学	1.45	筑波大学	1.72
東北医科薬科大学	1.72	昭和大学	1.45	埼玉医科大学	1.6
慶應義塾大学	1.68	九州大学	1.43	北海道大学	1.55
順天堂大学	1.61	近畿大学	1.42	千葉大学	1.51
新潟大学	1.5	自治医科大学	1.41	山梨大学	1.51

問題は一部の私立大学に限らないようです。

このような大学で女性差別が行われているのか、あるいは、このような大学の入学試験では何らかの理由で、女性より男性の方が合格しやすいのかは、私にはわかりません。ただ、いずれにせよ、女性の受験者は、このような大学は避けた方が無難です。

注目は、図23でX＞1、Y＜1の領域に含まれる大学です。例年は男性優位でしたが、女性優位に変化しました。

この群の13校には女性差別を認めた東京医科大学、順天堂大学、北里大学、聖マリアンナ医科大学や、特定の者を優先させていた昭和大学や日本大学も含まれています。

ほかには、筑波大学、金沢大学、鹿児島大学、福島県立医科大学、日本医科大学、東海大学、兵庫医科大学も名を連ねます。

私は、このような大学も女性受験者にはお勧めしません。濱木医師は「私が受験生なら、女性差別をしている大学を受験したくない。女性である自分には不利だし、不正入試が行われるのは、そういう校風だからなので、問題は入試だけではないだろう。学びの場としての魅力を感じない」と言います。

2019年の入試では、女性合格者の比率が前年より2・3%増えて37・0%になりました。前出のハフィントンポストは「東京医大不正入試で2019年の女子合格者が急増?⇩この噂デマでした」と表していますが、これは適切ではありません。女子合格者が2・3%も増加したことは特筆すべき現象です。なぜなら、入学者に占める女性の割合は2000年代半ばまでは、右肩上がりで増加していましたが、その後は33%前後で横ばいだったからです。

私は小泉政権（2001〜6年）による「聖域なき構造改革」に医学部が対応した結果と考えています。[30] 診療報酬が切り下げられ、国立大学の運営費交付金も減額されたため、「安価な労働力」を期待して、男性を優先的に合格させるようになったのでしょう。

2018年12月29日に公表された東京医科大学の第三者委員会（委員長・那須弘平弁護士）の報告でも、女子や多浪生への差別は2006年度から始まり、伊東洋・元学長が指示したと認定しています。その理由として、附属病院の経営のため、結婚や出産で離職する可能性がある女子学生の合格者数を抑えたいという思惑があったと結論しました。

29 「東京医大不正入試で2019年の女子合格者が急増?⇩この噂デマでした（全国調査の結果）」、「ハフィントンポスト」2019・5・10

30 小泉改革が医療界に与えた影響は拙著『日本の医療 崩壊を招いた構造と再生への提言』（蕗書房）で解説しました。

つまり、女性差別の本当の理由は、大学病院経営のコスト削減のためです。経営陣は自ら身を切ることはせず、女性受験生を犠牲にしてきたのですが、大学病院というビジネスモデルが時代に合わなくなっている以上、弥縫策《びほうさく》では対応できません。

大学病院が競争力を失った診療科を抱えていられるのは、若手医師を安いカネでこき使えるからです。若手医師の待遇は劣悪です。東京医科大学の場合、後期研修医の給料は月額20万円。これに夜勤手当、超過勤務手当がつきますが、この給料で、新宿近辺で生活しようと思えば、親から仕送りをもらうか、バイトに明け暮れるしかありません。

しかも、この契約は3年間で満了し、1年更新です。妊娠した場合、雇用が契約されるか否かは東京医科大学に委ねられます。この結果、東京医科大学の人件費率は40％に抑え込まれ、利益率は5・3％と高レベルです（2017年度）。これは東京医科大学に限った話ではないでしょう。

大学病院経営の視点から考えれば、女性より男性が安上がりです。産休はとらず、一生働き続けるからです。入学試験の点数が多少低かろうが、男性を採用します。憲法14条「すべて国民は、法の下に平等であつて、人種、信条、性別、社会的身分又は門地により、政治的、経済的又は社会的関係において、差別されない」など、まったく気にしません。

彼らの眼中にあるのは、自らが所属する大学病院の医局あるいは学内で出世することだけです。彼らの主張が正しいのは、学内に限定した場合だけです。残念なことですが、これが医学部の実態です。

国民の視点に立てば、男性も女性もまったく差はありません。それは女医のほとんどが、生涯にわたり医師業を続けるからです。

女医に限らず、女性は出産・子育ての時期に一時的に仕事を離れることが多いとされています。これを「M字カーブ」といいます。２００６年の長谷川敏彦・日本医科大学教授の研究によれば、医師の就業率は男女とも20代は93％ですが、30代半ばで男性90％、女性76％と差がつきます。メディアは、このことを強調します。ただ、この差はその後、縮小し、40代でほぼ消失します。

医学部経営者にとっての問題は、女性医師が職場を変えることです。東京医科大学の内科系診療科を例として説明しましょう。

２０１８年8月、私は同大学のホームページに掲載されているデータを用いて、8つの診療グループのスタッフに占める女性の割合を調査しました。教授・准教授で5％、助教以上で22％、後期研修医で37％でした。女性は年齢を重ねるに従い、東京医科大学病院で働かなくなっていることが分かります。

大学病院は教授を目指した出世競争の場です。出世するためには、安月給で、土日返上で働き、論文を書かねばなりません。私大医学部の経営者は、この出世競争を利用してきたという見方も可能です。知人の私立医科大学の理事長は「教授でなくても、講師や助教などの大学の肩書きをつければ、人件費を3割は抑制できる」と言います。

ところが、女医にはこの作戦は通用しません。男性医師ほど肩書きを拝みませんし、権力に従順ではありません。これまで、医学部に進めば、普通の結婚や出産は期待できませんでした。男社会の医局では出世も期待薄です。東京大学医学部では大学設立以来、主要臨床科で女性教授はいません。この状況でも医学部に進んだ人たちなのです。

女医の実態については、総合情報誌『選択』が２０１６年３月号に「『女医』たちの最近事情最強キャリアウーマンの『光と影』」という興味深いレポートを掲載しています。彼女たちの実態や気概が分かります。

このレポートでは、２００９年３月に日本医師会が発表した「女性医師の勤務環境の現況に関する調査報告書」を引用しています。この報告によれば、女医の６割が当直業務をこなし、その回数は23％で月に３回以上でした。39％が未婚で、６％は離婚歴がありました。

出産経験のある女医のうち、21％は産前・産後の休暇をまったく取得していませんでした。育児休暇の取得率も39％に過ぎません。さらに驚くのは、産前・産後休暇中の身分保障がない女医が31％もいたことです。

さらに、レポートの中では、東京都品川区の有名病院に勤務経験がある40代前半の女性の内科医の「妊娠したことを部長の医師に告げたら、退職するように言われました」というコメントを引用しています。この女医は、育児期間中はいくつかの病院でアルバイトし、その後、別の病院に常勤医として再就職したそうです。

もちろん、当時も今も、妊娠を理由に退職を迫るのは違法ですが、医療界では、こんなことが罷《まか》り通っていたのです。だからこそ、東京医科大学などの経営陣は、女性差別に罪の意識を感じていなかったのです。

では、彼女たちは何を目指すのでしょう。それは、手に職をつけて自立することです。厚労省の調査によれば、病院勤務医に占める女医の割合が高いのは、皮膚科53％、眼科41％、産婦人科41％、麻酔科39％、小児科36％と続きます。産婦人科・小児科など女性が有利な診療科と、皮膚科・眼科など開業しやすい診療科、さらに独立しやすい麻酔科が挙げられます。「女性は過酷な勤務を避ける」のではなく、「男社会の医局に拘束されるのを避ける」と見なした方が妥当かもしれません。

彼女たちが憧れるのは、日本人初の産科医である楠本イネ（シーボルト・イネ）や、日本で初めて医師の国家資格を持った荻野吟子《おぎのぎんこ》です。二人とも自分の才覚でキャリアを切りひらき、日本社会を変えた人です。

現在、女性医師は急増中です。厚労省によれば、2016年末の医師の総数は31万9、480人で、このうち、6万7、493人（21・1％）が女性です。1996年には13・3％でしたから、年間4％程度増え続けています。女性医師の増加が、硬直したわが国の医療を変えると私は考えています。

これまでの議論は、大学病院の視点でしか語られてきませんでした。国民の視点に立てば、女医はどこで働いてもらってもいいでしょう。彼女たちが育児と両立しやすい職場に移ればいいのです。

彼女たちが大学病院を辞めて困るのは、経営者たちです。医学部経営者が本当に怖れるのは、大学の肩書きを医師がありがたがらなくなることです。市中病院と医師争奪戦をすることになり、人件費は高騰します。だからこそ、「女性は使えない」ことになります。

大学教育とは何でしょう。安い労働力として使い捨てるのではなく、彼らの教育を中心に考えるべきです。大学病院を医学部から分離するといったことなど、医学部教育は抜本的に見直すべきです。

大学病院の腐敗

女性差別・不正入試は大学医学部の腐敗を象徴しています。露顕したのは、氷山の一角でしょう。東京医科大学の調査報告書では、入試問題漏洩、ＯＢの国会議員による口利き、寄付金が合否に影響した可能性を指摘しています。

もちろん、東京医科大学だけが酷いわけではありませんし、経営陣だけに問題があるわけではありません。組織が緩むときは、上から下まで緩みます。

腐敗の最たる例が性犯罪の多発です。古くは１９９９年7月、慶應義塾大学医学部の学生５人が20歳の女子大生を集団でレイプしました。主犯の男は23歳でしたが、実名は報じられませんでした。被害女性との間に示談が成立し、最終的に不起訴処分となりました。この学生は慶應義塾大学を退学したものの、他の国立大学医学部に再入学し、現在は医師として働いています。

東京慈恵会医科大学では、２００９年1月に36歳の内科医がビタミン剤と偽り、妊娠した交際中の看護師に子宮収縮剤を飲ませ、さらに「水分と栄養を補給するため」と称し、陣痛促進剤を点滴しました。

この件は妊娠した看護師の知るところとなり、この医師は不同意堕胎罪で逮捕され、懲役3年執行猶予5年の判決を受けました。さらに厚労省から医師免許を取り消されました。

２０１６年9月には、東京慈恵会医科大学の31歳の医師ら３人が泥酔した10代の少女を集団で準強姦した容疑で逮捕されました。さいたま地裁は、酩酊なのに被告が犯人と特定するのは不可能という理由で無罪判決を下しましたが、暴行の事実は隠せません。

私大医学部の御三家で残るは日本医科大学です。同大で強姦事件はありませんが、恋愛での刃傷沙汰が起こっています。２０１７年5月、同大学の4年生が東京医科歯科大学附属病院に乗り込み、勤務中の41歳の歯科医に隠し持っていた刃渡り21センチの牛刀などで切りつけました。幸い、歯科医は一命を取り留めましたが、全治3週間の重傷を負いました。学生は駆けつけた警官に逮捕され、その後の捜査で交際中の女性をめぐるトラブルが原因と判明しています。

このようなケースは氷山の一角でしょう。事件化しなかった多くのケースがあると考えるのが普通です。

こんな状況で、まともな医療ができるわけがありません。医療事故も多発します。なかには「犯罪」と言われても仕方のないものまであります。

たとえば、2012年には慶應義塾大学の呼吸器外科教授だった野守裕明氏（当時）が、自らが主導する臨床研究のため、26人の肺がん患者の手術中に無許可で骨髄液を採取していたことが明らかとなりました。

傷害罪で刑事罰を受けてもおかしくないケースですが、慶應義塾大学は野守教授と専任講師を停職1か月にしただけで、厚労省も刑事告発しませんでした。

その後も事態は改善されないようです。総合情報誌『選択』は2016年7月号で「実録『慶應病院オペ室』――封印される手術ミス『続発』の戦慄」という記事を掲載しています。この記事の内容は、知人の慶應義塾大学の外科医から、私が聞いている話とも矛盾しません。

もちろん、このような状況は慶應義塾大学だけに限った話ではありません。東京慈恵会医科大学では2002年に有名な東京慈恵会医科大学青戸病院事件が起こっています。[31]

この事件では経験の乏しい泌尿器科の医師が、高度先進医療であった腹腔鏡下前立腺摘出術を行ったところ、静脈を損傷し、患者を死に至らしめました。術者と第一、第二助手は業務上過失致死で起訴され、最終的に執行猶予つきの禁固刑が確定しています。

東京慈恵会医科大学の医療事故は、これだけではありません。2017年1月には消化器・肝臓内科を受診した72歳の男性がCT検査を受けたところ、肺がんの疑いを指摘されたのに、主治医が検査の報告書を読まず、約1年間、放置していたことが明らかとなりました。患者は適切な治療受けることなく、死亡しています。

名門順天堂大学も例外ではありません。2017年4月には新生児の取り違えがあったことが判明していますし、同年9月には無痛分娩の事故で提訴されています。

どうして、こんなに医学部で不祥事が相次ぐのでしょう。どうして、こんなことでやっていけるのでしょう。

それは、わが国では政府が医学部の新設を認めないため、新規参入者との競争にさらされないからです。優秀な生徒を入学させ、しっかりと教育しなくても、入学希望者は殺到します。何もしなくても、カネが入ってきます。

さらに、東京医科大学の贈収賄事件で明らかになったように監督官庁である文科省とも癒着しています。知人の東京医科大学幹部は「文科省に我々を処分する資格はない」と開き直ります。

どうして、医学部は、ここまで腐敗してしまうのでしょう。それは閉鎖的なムラ社会を形成しているからです。特に私大医学部で、その傾向が強くなります。

いくつかの理由が考えられますが、まず、挙げられるのは学費が高いことです。安いとされる

31 『慈恵医大青戸病院事件――医療の構造と実践的倫理』（小松秀樹著、日本経済評論社）泌尿器科医の責任追及に終始せず、医療システムの問題まで切り込んでいます。小松氏は2000年代半ばの医療安全対策や医療事故調査委員会の制度設計で、議論をリードしました。

順天堂大学でも6年間で2、080万円もかかります。埼玉医科大学（3、957万円）や北里大学（3、953万円）とは比べものになりませんが、一般家庭が払える額ではありません。この結果、「半分以上の学生の親が医師（順天堂大学OB）」という特殊な環境ができ上がります。

さらに、多くは単科大学です。まわりは医者の卵ばかり。授業や実習はもちろん、私生活までともにするところもあります。順天堂大学や昭和大学では新入生は寮生活を送ることが義務付けられています。

順天堂大学の場合、発祥の地である千葉県佐倉近郊に存在する啓心寮に入寮します。同大は、そのホームページで「順天堂大開学以来の伝統」と誇り、「最終日の裸まつり。寮生全員でミコシを担ぎ酒々井《しすい》町を練り歩きます。寮祭を終えた寮生は誰もが熱い感動で充たされ、固い友情と順天堂で学ぶ誇りが生まれてくるのです」と自画自賛しています。まるで昭和のノリで、いまどき、体育系大学でも、こんなことは言わないでしょう。

課外活動でつきあうのも医学生ばかりです。慶應義塾大学のような総合大学でも、サークルやクラブは医学部独自のものが存在します。若者が成長するには自らと異なる存在との接触が欠かせません。ところが、現在の医学部教育は、このような視点が皆無です。

多くの教員は、このことに問題意識すらもっていません。自らも狭いムラ社会で育ってきたからでしょう。特に名門とされる医学部に、その傾向が強いと感じます。

東京で名門とされるのは戦前からの御三家である慶應義塾大学、東京慈恵会医科大学、日本医科大学に加え、順天堂大学、昭和大学、東京医科大学の6校でしょう。このうち3校が、文科省の調査で「不適切」と認定されました。一方、それ以外の東京の私大医学部5校うち、「不適切」と認定されたのは、わずかに日本大学だけです。半分と20％では大きな差があります。

私が注目するのは、「名門大学」では、教授の大半を自校卒の医師が務めることです。特に臨床系で、その傾向が強くなります。『医育機関名簿2017-18』（羊土社）を用いて、我々の研究所が調べたところ、臨床系教授（特任や客員は除く）のうち、自校の卒業生が占める割合（大学院卒も含む）は、慶應義塾大学の86％を筆頭に、最下位の順天堂大学でも50％でした。順天堂大学は天野篤《あまのあつし》心臓血管外科教授を筆頭に、スター教授を外部から招聘《しょうへい》しますが、それでもこの数字です。

ちなみに、「その他」の5大学に分類された帝京大学は2％。教授陣の多くは東京大学など別の大学の出身者です。このような「人事交流」が学内に異なる文化を持ち込んでいるのかもしれません。

「名門医大」は純血主義です。そして、そのことを誇りに思っています。国立大学を卒業し、ある「名門医大」の教授を務めた人物は「毎年、新年会の理事長の挨拶では、団結や母校愛が強調され、なかば強制される。余所者には入れない独特の世界」と評します。

余談ですが、東京の大学で閉鎖的な大学が、もう一つあります。それは東京大学です。教授の大半は自校出身で、第1章（16ページ）でご紹介したように、鼻持ちならないエリート意識をもっています。東京大学から不祥事が続出している病理も、「名門医大」と似ています。

話を戻しましょう。閉鎖的な環境で生まれる名門意識が関連病院との付き合い方もいびつにします。慶應義塾大学ＯＢである土屋了介・元国立がん研究センター中央病院長は「東大と比較して、名門とされる私大は関連病院を完全に仕切りたがる。慶應の場合、関連病院を慶應一色にしがちだ」という。

慶應義塾大学の代表的関連病院である済生会中央病院は、29の部長ポストがありますが、我々の研究所が調べたところ、そのうち24を慶應義塾大学卒（大学院を含む）が占めていました。

この傾向は慶應義塾大学に限った話ではありません。東京医科大学の系列である戸田中央病院では、理事長、院長、4人の副院長全員、部長以上31人中、20人が東京医科大学出身（大学院を含む）でした。

このような状況の中、第4章（１０１～１０２ページ）で紹介したように、首都圏の大学病院「その他」に分類される医大は関連病院も少ないため、このようなことは起こり得ません。

明治以来、首都の医療を担ってきたのは私大医学部です。ところが、閉鎖的な男性社会に閉じこもり、「世間知らずのエリート」ばかりの集団になってしまいました。女性差別、裏口入学、贈収賄まで罷り通り、性犯罪が多発しています。医療レベルは低下し、専門病院には歯が立たなくなっています。

『ナニワ金融道』の著者である青木雄二氏は、以下のように言います。

「カネ貸しはね、自分より賢いやつにゼニは貸しません。これ、鉄則でっせ」

「金融業者は弁護士にはカネを貸さない。追い込みをかけようとしても、あれこれと頭のいい抜け道を使われたら、金融業者の手に負えなくなってくる。けど、医者には貸す。医者はいくら頭がよくても、やはり世間の知識にうといから、金融の抜け道なんていうのは知らない。学校の先生や警察官、公務員もこの類いだから、金融業者にとっては、絶好のカモである」（『ゼニの人間学』青木雄二著、ロングセラーズ）

医師は医学バカであってはなりません。医学的な専門知識とともに、社会的な常識が必要です。グローバル化、情報化が進む世界で、求められる「社会的な常識」は増えています。どの医学部で学べば、バランスのとれた医師になれるか、大学の偏差値や知名度にとらわれず、考えてみてください。

医師になるなら地方を目指せ

では、どのような大学を目指すべきでしょうか。私どもの研究所には、全国から高校生や教員の方々がやってこられます。東日本大震災以降、活動を続けている福島県では、地元の教員の方々と密に交流をしています。

彼らには「医者になるなら、地方を目指せ」とお勧めしています。具体的には、地元の大学だけでなく、山陰、四国、九州、さらに北陸の医学部を念頭に置くということです。

このような地域の特徴は人口あたりの国公立大学の医学部の数が多いことです。たとえば、四国は人口385万人に4つの国立大の医学部があります。

一方、人口4,300万人の関東に存在する国公立の医学部は6つだけです。近畿は人口2,073万に8つしかありません。人口当たりの医学部の数がこれだけ違うのですから、地方の医学部の偏差値が低くなり、入学が比較的容易になるのも当然です。

医師は国家資格です。出身大学は問題になりませんし、西日本には伝統ある名門の医学部が多数あります。九州大学・熊本大学・長崎大学、あるいは広島大学・山口大学・岡山大学など近隣大学と熾烈な競争を繰り返し、そのレベルは日本最高レベルです。

私が地方を勧める理由は、これだけではありません。生まれ故郷を離れ、異郷で生活することで、若者は成長するからです。人はあらゆる意味で環境の影響を受けます。そして、そのことを自らは認識していません。だからこそ、若者には「旅」が必要です。このことは古今東西変わりません。

これは私の経験にも合致します。私は関西生まれの関西育ちです。両親も祖父母も関西で、関ヶ原を越えたのは一族で私が最初です。

私は学生時代、医学部の講義にはほとんど出ない劣等生でした。多くの時間を運動会（体育会のこと）剣道部の活動に費やしました。東京大学剣道部に入部して驚いたのは、関東出身者が、やたら官僚になりたがることでした。千葉、浦和、湘南高校卒の先輩のほとんどが官僚になっていました。

これは、関西出身者はもちろん、麻布、開成、武蔵高校などの東京の私立高校卒の人とは違っていました。関東のエリート県立高校では、官僚が成功モデルなのでしょう。先輩の成功モデルを、後輩が真似るのです。この傾向は江戸時代以来変わっていないと思います。

私が非常勤医師として勤務する埼玉県行田市は、かつて忍《おし》藩10万石が治める土地で、数多くの老中を輩出してきました。老中となって幕府（国）を動かしたいというのは、官僚を目指す現在の若者たちと酷似しています。

幕末、独自に近代化した西国雄藩に対し、忍藩をはじめとした関東の譜代・親藩大名は無抵抗で降伏しました。最後まで抵抗した会津、鶴岡、越後長岡藩とは対照的でした。忍藩は、自らの藩の力をつけるより、幕府での出世を重視したように見えます。

私は、西国雄藩と関東の譜代・親藩大名のいずれがいいとは言いません。時代や周辺状況で評価は変わるでしょう。ただ、複数の価値観があることを、若者が知ることは大切です。

若者を指導していると、日本人には心理的障壁があり、その行動に影響していると思うことが多々あります。たとえば、関東出身の医学生や若手医師は、西日本の病院で働くことを嫌がります。「都落ち」という人もいますが、「関ヶ原以西は敷居が高い」や「大阪、広島、福岡は怖い」と本音を漏らすものもいます。残念ながら、医学研究では大阪大学・京都大学を中心とした関西勢が圧倒的に日本をリードしています。食わず嫌いはもったいないのです。

以前、広島の進学校の訪問を受けて興味深かったのは、引率の先生が「四国や九州の医学部の話は納得できます。ただ、子どもたちや父兄は、西に行くのは嫌がり、大阪・京都や東京など東に行きたがるのです」と言ったことです。これも一つの「心理的障壁」でしょう。

ただ、これは合理的ではありません。関東や関西には国公立の医学部はあまりありません。私立の医学部は多いのですが、一般家庭の子弟が入学するのは難しいでしょう。医師になるとすれば、どこの医学部がいいのか、先入観なく考えるべきです。私は四国、九州、そして北陸の国公立の医学部の受験を推奨しています。

地域枠は勧めない

「地域枠入試」とは、医師不足や診療科の偏在が問題となっている地域で、将来、地元の医療を支えてくれる受験生のために行われる医学部特有の入学試験です。

厚労省が導入したもので、医師不足の解消、地元占有率の向上、奨学金・修学資金の貸与によって、一般家庭からの進学者の増加などがメリットとして挙げられています。

厚労省は地域枠入試の拡大を進めており、２０１８年の医療法改正では、都道府県の権限を強化し、医学部入学定員に地元出身者枠を設けるよう大学に要請できるようにしました。

私は、地域枠入試を勧めません。それは医学生や父兄の無知につけ込んだ「現代の人身売買」だからです。

厚労省は美辞麗句を並べますが、地域枠入試の本質は「借金とお礼奉公」です。地域枠入試の合格者には自治体から奨学金が給付されます。実は、これは貸与で、返還義務があります。９年間、行政が指示する医療機関で働けば、返還義務がなくなりますが、そうでなければ、通常10％以上の利息がかかります。国公立大学の場合、６年間の授業料が３５０万円程度なのに、２、０００万円近い借金を背負わされます。

最近、厚労省は借金を返済し、地元以外の病院で働こうとする医師を雇用しないように、病院に通知を出しました。私は、こんな制度をとっている先進国を知りません。

私が編集長を務めるメールマガジン「ＭＲＩＣ」には、地域枠で医学部に入学した学生の母親からの悲痛な叫びが届きました。[32]

32　田中優（仮名）「国立大学医学部一般入試地域枠の学生の理不尽な現状——道義的責任がある」、「ＭＲＩＣ」Ｖｏｌ・１３５、２０１９・８・５

無医村で働く医師の話に感動し、地域医療に憧れを持つようになった息子さんは、地域枠の募集要項を取り寄せました。そこにはわずかの記載でしたが、数年間の縛りがあり、毎月の奨学金も受給できて、県内勤務の意思がなくなれば返還することも可能と書かれていたそうです。

ところが、入学すると実態はまったく違いました。「優先的に地域医療を勉強させてもらえるところではなく、誰もが行きたがらない地域に強制的に行かせるところだと気づ」いたそうです。また、地域枠の多くは推薦入試入学しており、「地域枠＝頭が悪い」、または「コネ」と見做されていることを知りました。

募集要項の記載の通り奨学金を返還することを申し出ましたが、途端に先生方からの「医師の世界は狭いから君の将来はないよ」と言われ、返還に応じてはもらえませんでした。募集要項の奨学金を返還すれば指定病院に勤務しないことができるという記載については、「それはあなたの解釈の間違いであり、返還は認めない、絶対にいかなる理由があっても9年間誰ひとり辞めさせない」と断言されました。さらに「お金を返還しても勤務義務だけは残る」とまで言われました。

退学して受験し直すことを考えましたが、予備校に相談したら、「医学部を退学して医学部を再受験する場合、たとえ合格ラインに達しても不合格になることが必至」と言われました。履歴書や面接で整合性がないと判断されるそうです。

大学教授たちが、ここまで強硬なのは、厚労省の方針に従っているからです。厚労省は、地域枠出身者が指定外の病院に勤務していたことが判明した場合、病院の補助金を減額する方針を明かしています。江戸の敵を長崎で討つと公言しているのと同じで、「本来、やってはいけないこと（厚労省関係者）」です。厚労省は自らのやり方に無理があり、地域枠入学者には離脱する権利があることは知っていますので、医道審議会などの資料には「地域枠離脱者の道義的責任は残る」という記載にしています。国が「道義」を強制するのは近代国家ではありません。

医学部を志望する高校生は多いのに、大学の入学者を地元優先にすれば、実力のない学生が入学してきます。

卒業後は地元の医師不足地域に強制的に派遣されます。若者は異郷を経験して成長するのは、古今東西共通です。地元で生まれ、地元の大学を卒業し、地元に縛り付けられれば、成長のチャンスを失ないます。

医師不足の日本で病院は医師確保を巡って、激しく競争しています。経営経験のない退職した大学教授を院長に迎える病院が多いのは、医局から医師を派遣して欲しいためです。「病院経営は医師確保にかかっている」というのは、医療界の常識です。医師不足地域とは、医師獲得合戦で負けている地域です。僻地でどうしようもないというところもありますが、多くは経営者に問題があります。地域枠の学生を、卒後、このような病院で勤務させつづければ、実力はつきません。長期的には、医療レベルは低下するでしょう。

医療に限らず、外部と交流せず、内輪で凝り固まれば、地域は停滞します。交流が地域を活性化したケースと、その反対の事例をご紹介しましょう。

前者は高校野球です。高校野球は、長らく西高東低でした。東北地方は弱く、いまだに春夏を通じて優勝経験はありません。

ところが、近年の東北勢の躍進は目覚ましいものがあります。過去10年間の全国高校野球選手権（夏の甲子園）で、毎年ベスト8に進んだ地域は関東地方と東北地方しかありません。

もちろん、東北地方が躍進した理由は関西、関東からの野球留学です。ところが、近年の東北地方の高校野球の留学生への依存度は低下しています。

2013年の夏の甲子園は東北地方の高校が大活躍しました。最終的に前橋育英高校（群馬県）が優勝しましたが、ベスト4には東北から花巻東高校（岩手県）と日本大学山形（日大山形）高校が入りました。この大会でベンチ入り18人のうち、県外出身者は花巻東が3人、日大山形は2人でした。

さらに、この大会で2勝した弘前学院聖愛高校（青森）は県内出身者だけで臨みました。準々決勝で前年、前々年と甲子園で決勝戦まで進んだ八戸学院光星高校を破っての出場でした。

元高校球児で、1998年に松坂大輔の横浜高校と夏の甲子園の決勝を戦った京都成章高校の主将を務めた澤井芳信氏（スポーツバックス代表取締役社長）は、「野球留学については賛否両論、いろいろな意見がありますが、少なからず野球留学を受け入れることにより、結果を見ればわかるように東北地方のレベルが上がりました」と言います。その理由として、「野球留学で上手い選手が入ってくることにより、その上手さを肌で感じ、相手チームであろうが、自チームであろうが、勝つため、そして上手くなるために目標やこのままじゃダメだと気づくことによりさまざまな工夫が生まれる」と説明します。交流は成長を促します。

次に反対の事例をご紹介しましょう。これも教育関係です。

明治時代、わが国には高等中学校という教育機関がありました。高等中学校とは、聞き慣れない名前ですが、1886年（明治19年）の中学校令により、全国に7つ設置された高等教育機関です。全国を5つの区域（当初、東京、大阪、仙台、金沢、熊本）に分けて、各地に帝国大学（のちの東京帝国大学）に続く、カレッジのような教育機関を設置しました。

高等中学校は、本科と専門科にわかれていました。本科は、帝国大学に進学するための予備教育を目的とし、専門科は医学、法学、工学などの専門科目を教えました。

実は、この5つの高等中学校以外に、特別に2つの高等中学校が設けられました。それが山口高等中学校と鹿児島高等中学校です。何れも旧藩主である毛利家、島津家をはじめとする地元の有力者が設立資金を負担することで、特例として設立が認められました。薩長の地元だけ、特別に官立の高等教育機関が設立されたことになります。

山口高等中学校の場合、他の高等中学校と異なり、防長教育会という地元の団体が実質的な運営権をもち、学生はほぼ全員が地元出身者でした。

山口高等中学校の目的は、地元の子弟を帝国大学に進学させることですが、地元の子弟の優先入学が行き過ぎたのでしょう、その後、学校のレベルが低下しました。山口高等中学校は、財政難もあり、1902年（明治35年）に、官立の山口高等商業学校に吸収され、山口帝国大学には発展しませんでした。

一方、鹿児島高等中学校は山口県のような対応はとりませんでした。その後、第七高等学校へと発展します。対照的な展開です。このあたり、秦郁彦《はたいくひこ》氏の『旧制高校物語』（文春新書）に詳しく紹介されています。ご興味のある方はお読みください。

地域枠を考えるにあたり、東北地方の高校野球の躍進と山口高等中学校の顛末は示唆に富みます。

私は、学校の入学資格は教育を最優先すべきで、医師偏在など「大人の思惑」は入れるべきではないと考えています。若者は部外者と交流し成長します。内輪で凝り固まるべきではありません。医師不足対策には、長期的な視野に立った議論を深めるべきです。

海外の医学部で学ぶ

医学教育は、急速にグローバル化しています。これは日本に限った話ではなく、その変化は、我々の想像を超えています。この変化を象徴する医学生をご紹介しましょう。

まずは、吉田いづみさんです（図24）[33]。2014年、千葉県の幕張総合高校から、ハンガリーの

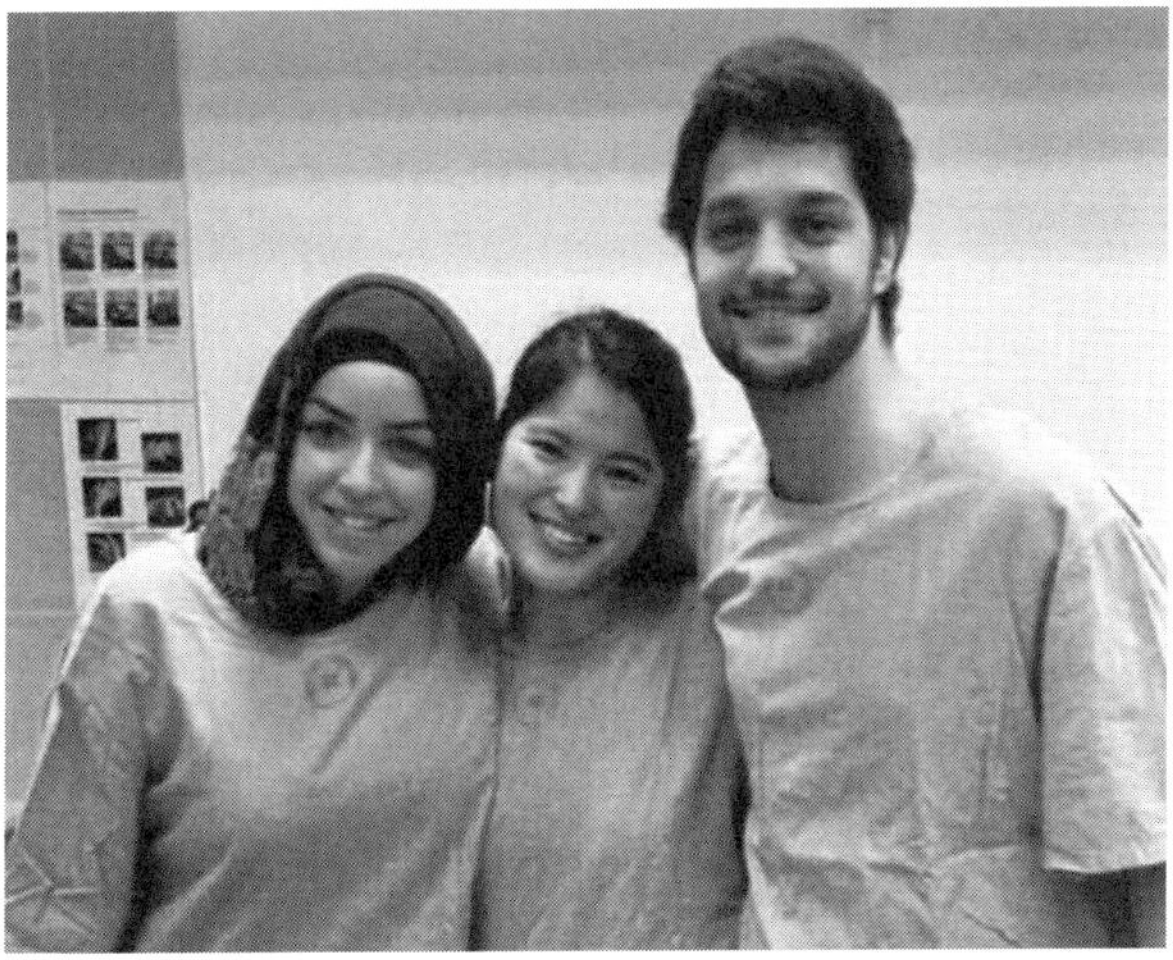

図24　吉田いづみさん（中央）、ハンガリーでの実習風景

センメルヴェイス大学に進学しました。

吉田さんは、2016年に炎症性腸疾患を発症し、休学します。このとき、私どもの研究所でインターンをしました。その後、体調は快復し、復学します。

彼女は、ハンガリーの医学部を選んだ理由を「将来、世界を舞台に活躍したい。そのためには海外で経験を積むべきだ」と考えたそうです。

センメルヴェイス大学には、世界各地から学生が来ます。同級生には、アメリカはもちろん、イスラエル、ノルウェイ、カナダ、インド出身者がいるそうです。

吉田さんは、「センメルヴェイス大学は、英語ができれば、日本の医学部より入学するのは容易」と言います。学費は年間170万円程度。日本の医師国家試験に合格すれば、日本で診療することも可能です。医師

33　吉田いづみ「海外の医学部に進学するという道」、「MRIC」Vol・070、2016・3・17、http://medg.jp/mt/?p=6593

になることを目指すなら、合理的な選択です。

彼女がセンメルヴェイス大学を知ったのは、「ハンガリー医科大学事務局（ＨＭＵ）」という団体を介してです。新宿に事務所があり、受験指導、ＶＩＳＡ取得から、住居探し、日本の医師国家試験受験までをサポートしてくれます。

このシステムは２００６年に始まり、２０１８年までに１０６名、２０１９年の夏には18人が卒業しました。71人が日本の医師国家試験に合格し、合格率は81％です。現在、ハンガリーで医学を学ぶ日本人は約５００人です。

スロバキア、チェコ、ブルガリアなどへの医学部進学を斡旋している組織もあります。ハンガリーほど多くはありませんが、合計して70人程度の日本人学生が学んでいます。海外の医学部進学と言えば、アメリカを思い浮かべる方が多いでしょう。吉田さんと会うまで、私もそうでした。世界は多様化しています。

進級はとても厳しく、ストレートで卒業するのは3分の1、留年が3分の1、残りは退学するそうです。吉田さんは「帰国子女でない私にとって、英語で授業を受けるのは、とてもストレスだった」といいます。

医療ガバナンス研究所には、多くの若者がやってきます。その中で彼女の存在は際立っています。どんなことを頼んでも、「ぜひ、やらせてください」と言います。

一般人向けの脳卒中の解説を頼んだら、すぐに医学書を購入し、翌々日には初稿を送ってきま

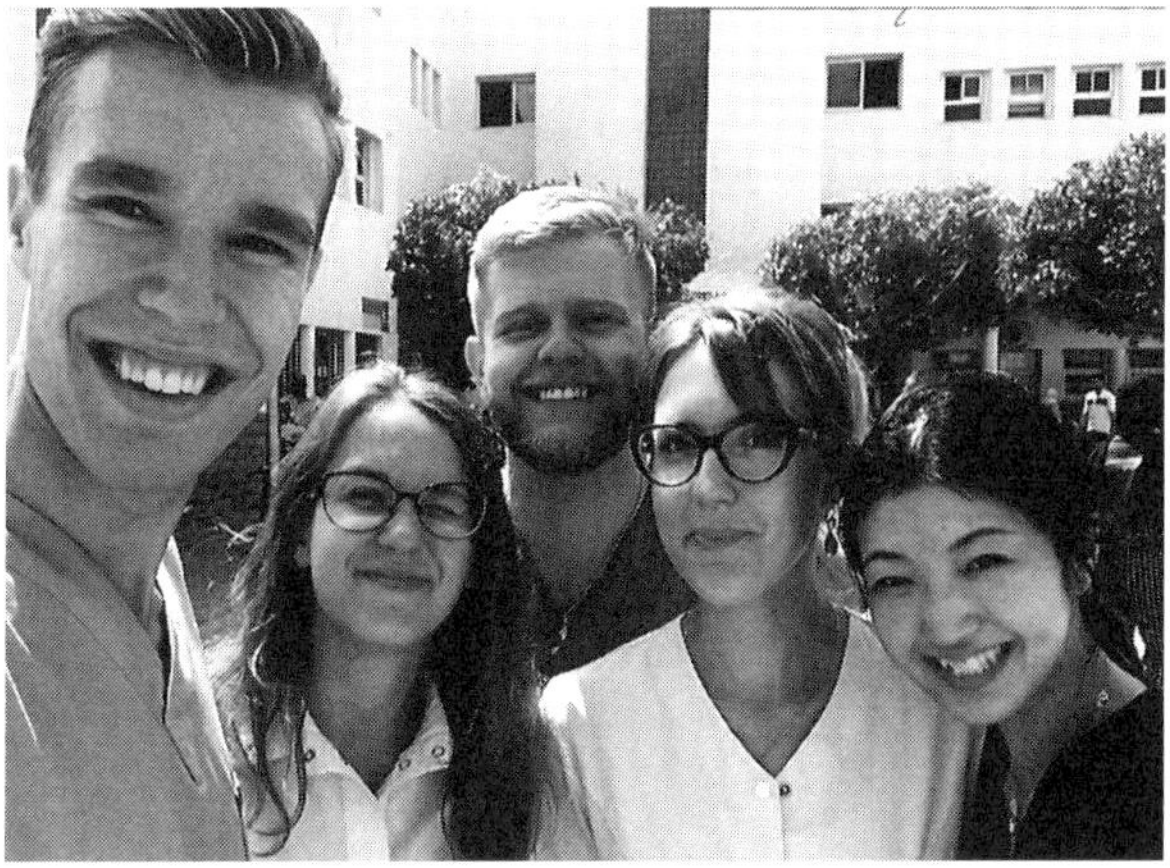

図25　妹尾優希さん（右端）、モロッコでの臨床実習の仲間と

した。若手医師の研究を手伝うこともあります。膨大なデータを、即座に整理してくれます。吉田さんはもとからバイタリティがあったのでしょうが、ハンガリーで鍛えられ、さらにパワーアップしたのでしょう。

もう一人、海外の医学部で学ぶ学生をご紹介しましょう。スロバキアのコメニウス大学で学ぶ妹尾優希さんです[34]（図25）。２０１７年から帰国の際には、医療ガバナンス研究所でインターンをしています。

２０１８年の夏のインターンのときです。彼女は日本に帰国する前の1か月間をモロッコで研修しました。そこでカリム・モウトチョウ君という医学生と知りあいました。カリム君は日本に興味があり、日本の学生団体を通じて、日本の病院で実習する予定でした。

34　妹尾優希「スロバキアで医師をめざす道」、「ハフィントンポスト」２０１６・８・４、https://www.huffingtonpost.jp/yuki-senoo/medical-study-in-slovakia_b_11328350.html

ところが、学生団体とカリム君の間で行き違いがあり、予定した病院で実習ができなくなりました。すでに航空機も手配しており、カリム君はどうしていいかわからなくなりました。

窮地のカリム君を救ったのが、妹尾さんでした。私に「日本で引き受け可能な病院を紹介して欲しい。本人は日本の先進医療を見学したく、泌尿器科と循環器内科を希望している」と連絡してきたのです。

私は彼女に旧知の堀江重郎・順天堂大学泌尿器科教授と加地修一郎・神戸市立医療センター中央市民病院循環器内科医長を紹介しました。妹尾さんはモロッコから、彼らにメールで連絡をとり、カリム君の受け入れを調整しました。そして、二人と相談し、東京と神戸での宿舎や移動手段も手配したのです。神戸市立医療センター中央市民病院の実習初日に、カリム君が体調不良で遅刻した際には、その旨を先方に連絡までしました。社会人顔負けの段取り力です。

妹尾さんは、当初、2018年の9月から中国の中南大学に一年間の留学を予定していました。9月10日の夜に羽田空港を出発し、上海経由で長沙に至る航空券も手配していたのです。

ところが、当日の昼頃、東欧への医学留学を斡旋している企業の担当者から「日本の医師国家試験を受ける際に、中国の大学での交換留学の期間を厚労省が認めるかわからない」と連絡がありました。

私どもの研究室でのインターンの期間に、彼女は厚労省のキャリア官僚と知りあっていました。「厚労省の判断は、厚労官僚に聞くしかない」と考え、その官僚に連絡したのです。彼は、即座に担当課長にコンタクトしました。担当課長は「個別のケースなので何とも言えない」と回答しましたが、その官僚は「スロバキアは兎《と》も角《かく》、中国は私の感覚では難しい」と自らの意見を教えてくれたのです。彼女にとって、もっとも信頼できる情報でした。彼女は、即座に中国留学を断念しました。

正確な情報を入手し、適切に判断したことになります。社会人でも、ここまでできる人は多くはありません。

吉田さんや妹尾さんは日本の医学生たちに刺激を与えています。東京大学医学部に通う武田悠人君は、「東大の学生とはまったく違う」と言います。東大の学生は多少頭がいいかもしれませんが、自ら動かなければ経験を積めません。CPUはいいが、アプリケーションが入っていないパソコンと同じです。やがて、型落ちとなって破棄されます。

これから、武田君たちが競争するのは、世界中にいる吉田さんや妹尾さんのような若者たちでしょう。彼らはハングリーです。覚悟を決めて、一人で世界に飛び出しています。エリート意識をもって、ぬるま湯に浸かっていたら、世界から相手にされなくなるだけです。生き残りたければ、努力し、変わり続けなければなりません。

第6章 医学生時代をどう過ごすか

自分で判断せよ、大学の奴隷になるな

医学部に入れば、大学生活はどのように送ればいいでしょうか。私は学生たちに「すべての授業に出てはいけない」と強調します。

それは、人生は判断の連続だからです。読者の皆さんも「どの会社に就職するか」、「誰と結婚するか」など多くの判断を下してきたことでしょう。判断は成功もあれば、失敗もあったことと思います。

我々は失敗を繰り返して、成長します。特に大人の仲間入りをする大学時代には失敗を重ね、挫折します。

大学は、多様な教育の機会を提供しています。講義・実習はもちろん、クラスメートとの交流、クラブやサークル活動、さらにアルバイトやボランティアなども広義の大学での教育と言って差

し支えないでしょう。

私は、大学教育の目的の一つは、前述のような活動を通じて、自分の頭で考える人材を育てることだと考えています。そのためには自分で判断し、失敗を重ねなければなりません。講義に出席するか、自分で読書するか、アルバイトに行くか、あるいはデートするか。これも一つの選択です。

これまで、大学はじっくりと時間をかけて、学生たちに、このような機会を提供してきました。ところが、昨今の大学教育からは、このような余裕がなくなってきているように感じます。

特に医学部は、その傾向が強いのではないでしょうか。それは、医学の進歩は急速で、医師になるために学ばねばならないことが増えているからです。私が学生時代には、今や常識となったゲノム個別化医療などの概念はありませんでしたし、免疫学の教科書は現在の半分以下のボリュームでした。このような医学的な内容に加え、最近は医療制度やコミュニケーションなども、大学時代に学びます。さらに、病院実習の時間も増えました。

このため、医学部の授業は、ほぼ必修科目で埋まっていて、選択科目はほとんどありません。多くの医学生は、早朝から夕方まで、講義と実習で忙殺されます。最近は、大学1、2年生の教養の講義を減らして、専門科目を教えるようになっている大学も珍しくありません。果たして、これでいいのでしょうか。私は危惧しています。

医学は純然たる自然科学の側面がありますが、医療は社会の営みです。相手にするのは、それぞれ個別の生活を営む患者です。一人前の医師になろうと思えば、彼らの立場を理解する社会常識が必要です。このような教養教育は、従来、大学が提供してきました。ところが、今の大学は、この責務を放棄せざるを得ない状況に追い込まれています。

このことは、大学生にも悪影響を与えています。それは、医学生の多くが真面目だからです。入学当初、多くの学生は「授業は真面目にすべて出なければならない」と思い込んでいます。おそらく、彼らは父兄から「大学に行ったら、真面目に授業に出て勉強するように」と教えられてきたのでしょうし、高校までの授業の延長線上で、大学の講義を考えているのでしょう。彼らの経験を考えれば、これは仕方のないことです。

朝起きて大学に行き、夕方まで授業を受ける。夕方からはサークルか、アルバイトをして、自宅やマンションに帰る。そして、少しだけくつろいでから寝る。これでは、他人から与えられたカリキュラムを黙々とこなしているだけです。たしかに、大学の成績は上がるでしょう。ただ、これは受験勉強の延長で、そこに主体性はありません。こんなことをしていると、自分の頭で考えることができなくなります。そして、医学には詳しいけど、教養や世間の常識を欠如した社会人になってしまいます。

問題の一端は教員にもあります。最近の大学の教員の中には、自己の責任を回避するため、授業の出欠をとり、テストで出席点のウェイトを高くする人もいます。私には、この状況は、学生のできが悪く国家試験の合格率が下がった場合に、その資質に問題があったと言うための言いわけを準備しているように見えます。つまらない講義をしていながら、試験や出席点で縛りつけても、学生のためにはなりません。

では、どうすればいいのでしょうか。私は、大学生が成長するには、「暇」が必要だと思います。そして、教員は、「暇」を持てあました学生が試行錯誤するのを、見守る必要があると考えています。

私事ですが、私は大学2年生の夏、剣道部の練習中にアキレス腱を断裂しました。それから約二か月、松葉杖の生活を送りました。実家、あるいは下宿でやることがなく、兎《と》に角《かく》、暇でした。この時期に、私は多くの本を読み、映画を観ました。これが、私の人格を形成するのに、大きく役立ったと思います。

大学時代の私は劣等生でした。剣道部の活動にかまけて、講義にはほとんど出席しませんでした。試験も追試で通ったのが、多数あります。ただ、今となって良かったのは、暇だけは十分にあったことです。多くの人とお会いし、そしてさまざまな試行錯誤を繰り返しました。このような活動を通じ、幾分かでも思考が熟成され、多少は成長したのではないかと思います。私にとって、大学時代がもっとも暇で、そしてもっとも考えた時期でした。

では、現在の大学生は、どうすればいいのでしょうか。私は「暇な時間を作るように」と言っています。具体的には「どの講義に出席するか」、「なぜ、出席するか」、「そこで何を学ぶのか」を考えて、重要性が低いと判断した講義は欠席することです。そして、その時間を自己研鑽《さん》に充てます。

これは、大学生が自立的に考え、「大学の奴隷にならない」ことを意味します。大学で学ぶのは、そこで学問を修め、自己を成長させるためです。この際、主体はあくまで学生です。何を学ぶかは、本来、学生が自分で決めるべきです。

このような態度は、社会に出てからも役立ちます。それは、我々は一生、学び続けなければならないからです。一生を通じて、何を学び、何を学ばないかという選択を繰り返します。大学時代は、そのような「判断」の練習の時期と見なすことも可能です。

私は、大学が用意するカリキュラムは、学生が学ぶ材料の一つに過ぎないと考えています。ところが、私の周囲を見ていて、このように考えている学生は少数派です。中には、大学の定めたカリキュラムに盲目的に追従し、暇ができると、不安になって医師国家試験の受験勉強をやってしまう人もいます。このような人が、傍目には「真面目」と評価されがちです。そして、大学の試験の成績は優秀です。

ただ、私の個人的な経験から言っても、このような学生は、あまり成長しません。自分の頭で考える癖がついていないからでしょう。

結局、学問は自分でするものです。特に医学では、この点を強調しなければなりません。なぜなら、自分で学ばなければ、日進月歩の医学にはついていけないからです。医学部の学生の時代に、どれだけ詰め込んだって、その後、自ら学ばねば、すぐに時代遅れになります。

学問は、強制されてやるものではありません。私は、そのための訓練をするのが、大学だと思っています。医学部も例外ではありません。医学部での学問のあり方は見直す必要があります。

英語・スポーツ・芸事

医学生に「将来、どういうふうになりたい」と聞くと、しばしば「グローバルに活躍したい」という回答が返ってきます。そして、「大学時代には英語を学んでおかなければ」と付け加えます。これは、現代の風潮を反映したものでしょう。

たしかに、医師には英語が必要です。英語でしか会話のできない外国人の患者を診察することは稀ですが、最先端の医学情報は英語で書かれた論文として発表されますし、国際学会や英文雑誌で自らの研究を発表する機会もあります。今や、医師には英語教育は欠かせないと言っても過言ではありません。

ただ、だからと言って、大学時代から英語を重点的に勉強すべきでしょうか。私は、そのようには考えていません。

大学時代から留学を計画する一部の学生を除き、多くの大学生が英語と接する機会は多くありません。大学時代に教養教育の乗りで、英語を学んでも、大した実力はつきません。また、医学論文は専門分化しており、さまざまな専門用語が用いられます。大学生レベルでは読めません。

「一人の患者さんを診たら、論文を１００報読みなさい」

私の経験から言って、医学論文を本気で読むのは、研修医になってからです。私は研修医時代に黒川清・東京大学第1内科教授（当時）に習いました。黒川教授は腎臓内科の専門医で、日本内科学会や日本腎臓学会の理事長を務めた医学界の大物です。１９７９年、黒川教授が43歳のときに、米国のカリフォルニア大学ロサンゼルス校の医学部の教授にも就任しています。進歩的な思想の持ち主で、医学に限らず幅広い領域に精通していました。２０１１年の東日本大震災による福島第一原子力発電所の事故では、国会が設けた調査委員会の委員長を務めています。

黒川教授の口癖が「一人の患者さんを診たら、論文を１００報読みなさい」でした。医学論文の大部分は、英語で書かれています。用いられる医学専門用語は、高校や大学時代には見たことがないものばかりです。最初は何が書いてあるか、まったくわかりませんでした。１ページ読むのに、１時間以上かかったこともありました。

それから数年間、私は黒川教授の教えを守りました。白衣のポケットにはつねに医学英単語の辞書を入れ、時間があれば、患者さんの治療に関係する論文を読んでいました。目の前に患者さんがいて、実際に何を検査して、どんな治療を行うか、医師団の一人として意志決定に参加するのですから、大学時代とは真剣さが違います。

研修医のとき、ＰＯＥＭＳ症候群という珍しい病気の患者さんの担当になりました。図書館に行ってＰＯＥＭＳ症候群の論文をコピーしてきました（当時、インターネットはありませんでした)。その頃、発表されていたPOEMS症候群の論文は、すべて読みました。大体、30報くらいだったと思います。このくらい読むと、書いている内容はほぼ同じになってきます。重要なことは何度も繰り返し登場します。多くの論文を読むことによって、POEMS症候群の患者さんを治療する上で、何が重要か自然と分かってきます。

驚いたのは、患者さんを診療して、私が疑問に感じたことは、ほとんどすべては論文に書かれていたことです。生意気盛りの私は、論文を読まずに経験と勘だけで診療する先輩医師を、不誠実だと感じました。お恥ずかしながら、現在の私はそうなっています。

私は英語を身につけることは重要だと思います。ただ、英語で話したり、読んだりする必要性がない大学生が、それに膨大な時間を費やすことには賛成できません。私の経験からも言えますが、英語は、必要になれば、自然と勉強するものです。

スポーツ・芸事のすすめ

むしろ、大学生の間にやっておいてもらいたいのは、スポーツや芸事です。国際的な仕事に就きたいと思っている若者は、英語と同じくらい重要なコミュニケーションツールになります。

私の知人に大西睦子さんという米国在住の内科医がいます。20年来の友人で、一緒にいろいろな仕事してきました。現在、医療ガバナンス研究所の研究員の一人です。

2007年、彼女はボストンのハーバード大学に留学しました。英語が流暢でなかった彼女は、渡米当初、友達もできず、なかば鬱状態となったそうです。

そこで彼女が門を叩いたのが、大学のダンスサークルです。実は大西医師は、かねてより競技ダンスをやっていて、大学時代には医師になるか、プロのダンス選手になるか悩むほどの腕前だったようです。

ダンスの世界では言葉は関係ありません。大西医師の卓抜した実力を目の当たりにし、大勢の大学生たちが彼女に近づいてきました。その後、彼女は全米のアマチュアダンサーの中で上位にランキングされます。彼女はいつのまにかボストンのダンスコミュニティーの主要なメンバーになり、自らが所属するハーバード大学以外の大学にも顔を出すようにもなりました。そして、持ち前のコミュニケーション力を活かし、ボストンの町にすっかり溶け込みます。

こうなると、仕事も上手く回り始めます。ハーバード大学で行ったカルシウム代謝の研究については、何度も一流誌に論文を発表し、学内で表彰されました。研究の傍ら、ボストン市民が関心を抱く健康と食事の関係について、多くの文献を読み、資料を調べました。

ボストンは世界の文化をリードする都市です。ボストンでの議論は、世界中の人々が関心を寄せています。やがて、大西医師は「ボストンの空気」を実感し、それを日本に伝える仕事もするようになりました。2013年には、処女作である『カロリーゼロにだまされるな』をダイヤモンド社から出版しました。

この本は「ノンーシュガー」の飲料に含まれる、本来カロリーゼロのはずの人工糖が、かえつて体重を増やし、糖尿病などを悪化させることを紹介したものです。２０１４年には『無糖更致命』（麥田出版）というタイトルで台湾でも出版されました。さらに、総合情報誌『選択』、サイト「医療プレミア」（毎日新聞）などのいくつかの媒体で連載も抱えるようになりました。米国に留学するまでは予想だにしなかったことです。

大西医師は２０１４年、元市会議員のラリー・ワードさんと結婚し、グリーンカードを取得しました。渡米当初、英語が苦手だった大西医師も、いつの間にかすっかりアメリカに溶け込んでしまいました。現在は執筆業の傍ら、ラリーさんと住む自宅の一部をＡｉｒｂｎｂを介して旅行者に提供し、彼女の自宅は世界中からボストンにやってきた若者が集う場所となっています。これからの人生は日米を股にかけて、さまざまな活動をすることになるでしょう。

芸は身を助けます。大西医師のケースは、その典型例です。大学の講義や実習以外にも、大学時代に学ぶべきことは多々あります。

スポーツや芸事が若き医師の成長のきっかけとなった別の例をご紹介しましょう。消化器内科を専門とする斎藤宏章医師です。福岡県の修猷館高校から東京大学医学部に進み、２０１５年に卒業しました。現在は仙台厚生病院に勤務しています。

これは、彼が東京大学医学部4年生のときの話です。彼は運動会剣道部の副将を務めていました。医学部以外の学生は4年生で引退するため、斎藤君は最上級生でした。

この年、東京大学剣道部は低迷していました。特に4年生がぱっとしませんでした。真面目に稽古をするのですが、なかなか結果が出ない状態が続いていたのです。

追い込まれて、彼らはあがいていました。当時、私は東京大学の医科学研究所の教員でした。学生と触れあう機会が多く、私も何とか応援したいと思いました。彼らと話していて感じたのは、真面目だが視野が狭いことです。稽古はやるのですが、工夫がありません。

私は何人かの専門家を紹介しました。その中の一人が競輪選手の長塚智広氏でした。2000年に開催されたアテネ五輪の自転車競技チームスプリントの銀メダリストで、当時のトップ選手の一人でした。

ご縁があり、東日本大震災以降、一緒に福島県相馬市の教育支援をしていました。長塚選手はコミュニケーション能力が高く、行動力があります。自分で考えて行動ができます。彼が一流のアスリートになったのも頷けます。

私は齋藤君たちに、是非、自分の頭で考える大人を見てもらいたいと思いました。2012年5月、東京大学がある本郷の居酒屋「白糸」で引き合わせました。東京大学剣道部の御用達で、私も学生時代からお世話になっています。

斎藤君たちは、「雲の上のアスリート」とお会いするにあたり、入念に質問を準備したようです。このあたり東京大学生は「真面目」です。[35]

「日頃どういうトレーニングをされているのですか」

「試合前のコンディションはどう整えているのですか」

「どんなことを考えて競技に臨んでいますか」

「勝負に強くなる秘訣は!?」

と長塚選手に質問を投げかけたようです。

長塚選手は質問に答え、「一度、稽古を見に行きます」と約束しました。斎藤君たちは「雲の上のアスリート」のフットワークの軽さに驚いたようです。

翌週、長塚氏は道場にやってきました。そして、学生たちの稽古を見て「剣道は100メートル走のような瞬発力を競う競技なのに、やっている練習はマラソンと同じだ。真面目な人ほど、長時間、練習する。ダラダラ長時間やっても、実力はつかない。稽古を短くして、筋トレをすべきだ」とコメントしました。

これは長塚選手の実体験に基づく助言でした。彼は3回目の五輪出場でメダルをとります。過去2回の出場では、兎《と》に角《かく》、長時間練習していたそうです。当時の心境を「練習しているときだけ不安でなくなる」と説明してくれました。一流のアスリートといえども、歳をとれば体力はなくなります。練習のしすぎは、疲労を蓄積させ、怪我につながります。3回目の五輪出場を目指した長塚選手は、豪州のトレーナーを雇用し、トレーニングを始めたそうです。従来の練習を減らし、休息を十分にとり、さらに筋力トレーニングなどを組み込みました。その後、長塚選手の成績は飛躍的に向上します。

長塚選手は、このような自分の経験を学生たちに伝えてくれました。そして、「私が一緒に筋トレをしてあげるよ」と提案し、長塚氏と学生たちの筋トレが始まりました。長塚氏の友人である古川功二氏や内田玄希氏らの競輪選手も協力してくれました。

東京大学の学生たちは、一流のアスリートとの交流を通じ、多くを学びました。そして、信頼関係を構築しました。長塚選手が年末の「競輪グランプリ」に出場した際には、部員たちが競輪場へ応援にかけつけました。得難い経験です。

斎藤君たちには前出の大西睦子医師も紹介しました。大西医師の一時帰国中に会ったようです。

大西医師は、彼女の友人である虎石真弥氏（栄養士）の経験なども紹介しました。虎石氏は徹底した栄養管理で、帝京大学ラグビー部を常勝軍団に育てあげた一人です。[36]

彼女の指導は合理的です。たとえば、練習終了後の成長ホルモン放出時期に糖質の多い食事を与えます。

また、ラグビー部員に献血を勧め、そのデータに基づき食事を変えます。低タンパク血症や貧血の部員もいるようで、彼らには練習を禁止するそうです。

この話を聞いた東京大学剣道部の学生たちも早速、取り入れました。たとえば、斎藤君は献血

35 齋藤宏章「オリンピック銀メダリストと東大剣道部員のトレーニングへの挑戦」、「ＭＲＩＣ」Ｖｏｌ・５８９、２０１２・９・６。
36 『王者の食ノート　スポーツ栄養士虎石真弥、勝利への挑戦』（島沢優子著、小学館）

に出向き、自分が低タンパク血症であることを知りました。下宿で一人暮らしをする大学生は栄養が偏ります。彼は大西医師に習ったとおり、食生活を改善したといいます。

このような交流は数年間続きました。翌年には、ともにトレーニングをした斎藤君の後輩たちが、関東の新人戦で慶應義塾大学に勝利し、ベスト16に進出しました。この試合を観戦した他大学のOBは「体格が一回り大きくなり、打突《だとつ》が強くなりましたね。東大は何をしているんですか」ときかれました。テクニックの不足を体力で補った形です。短期間で彼らが急速に強くなったことに驚きました。

自分からさまざまな専門家にコンタクトして、交流する。彼らの助言をもとに、自分の頭で考え、試行錯誤を繰り返す。私は、このような経験ができる機会を提供できることこそ、大学の真価だと考えています。医学部に入ったら、「真面目」にならず、いろんな経験をしてください。

インプットを増やせ

私のインプット術

何度も繰り返してきましたが、一人前の医師になるには、自分の頭で考えることができなければなりません。その際、大量の情報をインプットすることも大切です。[37]

「これからはアイデアの時代だ。情報はウェブにある」としたり顔で言う人がいますが、私はそのような主張には賛成できません。

ウェブを活用するには、自らがキーワードを入力して検索しなければなりません。放っておいて、向こうからキーワードがやってくるわけではありません。ウェブを活用するには、広範な教養が必要です。そのために、学生時代にはインプットを増やすべきです。私は医学生や若手医師に対して、ありとあらゆる媒体をフォローするように勧めています。

私もさまざまな媒体に目を通しています。紙あるいは電子媒体で購入しているものもあれば、メールアラートで見出しだけをチェックしているものもあります。

フォローしている媒体は、『ニューイングランド・ジャーナル・オブ・メディスン』、『ランセット』、『アメリカ医師会誌（ＪＡＭＡ）』などの医学専門誌、『ネイチャー』、『サイエンス』などの総合科学誌に加え、新聞（全国紙五紙と東京新聞、福島民友、神戸新聞）、海外メディア（『ウォール・ストリート・ジャーナル』、『ガーディアン』、『ワシントン・ポスト』、『ニューヨーク・タイムズ』、『ハアレツ』など）、週刊誌（『週刊文春』、『週刊ポスト』、『週刊現代』、『週刊朝日』、『サンデー毎日』、『プレジデント』、『週刊ダイヤモンド』、『東洋経済』、『ＡＥＲＡ』、『ニューズウィーク日本版』、『フライデー』など）、総合情報誌（『選択』、『ＦＡＣＴＡ』、『クーリエ・ジャポン』）、科学誌（『日経サイエンス』、『ナショナルジオグラフィック』）などがあります。

37　情報インプットの方法論については、佐藤優氏、出口治明氏、堀江貴文氏、野口悠紀雄氏の著作を読むことをお勧めします

ウェブニュースでは、『ＬＩＮＥ ＮＥＷＳ』や『ＮＨＫ ＮＥＷＳ』をフォローし、スマホやｉＰａｄのアプリで読んでいます。『ＬＩＮＥ ＮＥＷＳ』は若者をターゲットとした記事が多いですし、『ＮＨＫ ＮＥＷＳ』は速報性に優れます。

ただ、我々が診療する患者のほとんどは高齢者です。高齢者の関心や考え方を学ぶ必要があります。その際に有用なのはウェブニュースよりも、新聞や週刊誌を読むことです。高齢者もネット媒体を利用しますが、いまでも中心は伝統的な紙媒体です。

特に役立つのが週刊誌です。週刊誌の部数は減少を続けていますが、編集部も手をこまねいているわけではありません。従来のスキャンダル報道中心から、最近は高齢者が関心のある医療、財テク、セックスにターゲットを絞りました。

２０１６年に講談社が出版する『週刊現代』が数週間にわたり、薬特集を企画して、大ヒットしました。その後、他誌も続きました。

週刊誌の編集者は読者の関心を掴み、彼らのニーズに応える誌面を作ります。[38]実は医師と週刊誌の編集者の「顧客」はオーバーラップします。週刊誌を読むことで、彼らの考えを学ぶことができます。このため、私は男性週刊誌だけでなく、『女性自身』、『女性セブン』、『週刊女性』などの女性週刊誌にも目を通すようにしています。男性誌からは得られない視点をもらうことがあります。

しかし、私は50代の男性です。女性週刊誌を書店で手に取るのは、どうしても気が引けます。

そこで利用しているのは『dマガジン』です。NTTドコモが運営する雑誌の定額読み放題サービスで、250以上の主要雑誌をカバーし、購読料は月額400円です。iPadで読めば、快適です。気になる記事はスクリーンショットで保存し、iPadアプリの『ブック』などで保存して、後で読むようにしています。一部の記事は読めませんが、ほとんどは、これで事足ります。読めないのは新聞、学術誌、『選択』、『FACTA』など、ごく一部の媒体だけです。

以前は、一部の特殊な職業の人しか、多くの媒体に目を通すことはできませんでした。IT技術が発達した昨今、その気になれば、月額たったの400円で可能です。いかに効率よくインプットするかで、生産性はまったく変わってきます。

新聞や雑誌をフォローする上で、私が注意するのは、「大きな時代の流れ」を掴むことです。ほとんどは見出しをみるだけで、雑誌一冊や新聞の朝刊や夕刊のチェックに要する時間は5〜10分程度ですみます。それでも効果は絶大です。特に海外メディアの報道を知ると、社会の見方が変わってきます。

現在、海外メディアでは移民の記事で溢れかえっています。そこでの議論は、国内のメディアとは随分違います。

38　編集者の考えを知るには、『働く、編集者──おれで御代をいただきます』（加藤晴之著、宣伝会議）がお勧めです。加藤氏は『フライデー』、『週刊現代』の編集長を務め、百田尚樹氏の『海賊と呼ばれた男』の担当編集者で、ブームを主導しました。

日本では、トランプ大統領と米国の既存メディアの軋轢や、欧州での右派勢力の躍進、反移民運動の盛り上がりが注目を集めていますが、『ネイチャー』や『サイエンス』を読むと、移民の生産性や科学界における役割について冷静に議論されていることが分かります。国内で報道されるよりも、もっと前向きに議論しているのです。それは、移民を受け入れなければ、彼らは衰退するしかないからです。

すべての先進国の出生率は2を切っています。フランスは1・98、アメリカは1・86、イギリスは1・81です。日本の1・42よりは高いものの、人口を維持できる数字ではありません（出生率はいずれも2014年度）。

ところが、2050年までにフランスは11％、イギリスは16％、アメリカは21％、人口が増加すると予想されています。15％も減少する日本とは対照的です。この差は移民の受け入れによるものです。

少子高齢化が進み、グローバル化した世界で、どうやって社会が活力を維持していくか、世界で試行錯誤が続いています。そして、海外メディアは、その様子を丁寧に報じています。我々にとっても有用な情報です。

このような私ですが、全文を読む媒体もあります。それは『選択』、『FACTA』や『ニューイングランド・ジャーナル・オブ・メディスン』、『ランセット』、『ネイチャー』、『サイエンス』の前半です。つまり原著論文以外です。

前者は、わが国のマスコミが書けないテーマを独自の視点で分析していますし、後者は世界のオピニオンをリードする媒体の編集部の考え方を推察できるからです。

ただ、日中はさまざまな雑用があります。長い文章をじっくりと読む時間はとれません。情報のインプットは隙間時間にやることにしています。

そこで私が活用しているのはメモアプリのEvernoteです。前出の媒体の多くはオンラインでも読むことができます。それをEvernoteにクリップして、移動中にスマホで「聴き読み」しています。

iPhoneの場合、二本指で記事を上端から下になぞると、スマホが記事を読み上げてくれます。ややぎこちないところや、「治験」を「おさむじるし」と読み間違えるなど、日本語の読みが不正確なところもありますが、充分に実用にたえるレベルです。これから益々レベルアップするのは間違いないでしょう。私は、電車の中、歩きながら、あるいは車の運転中などに記事を「聴く」ことにしています。

電車に乗っているときなど、状況が許せば、画面で文章を追いながら、「聴く」ことにしています。個人差があるでしょうが、スマホの読み上げを聞きながら、記事を読むと理解が深まります。

特に英語のときは有用です。英語の文章を読むのは、母国語である日本語と比べて、どうしてもスピードが落ちます。知らない単語や、意味が理解できないところがあると、そこで止まってしまいます。しばしば、細かいところが気になり、文章の主旨がわからなくなります。これでは木を見て森を見ずです。「聴き読み」は読者の都合を無視して、強引に進みます。細かいところに気を配っている余裕はありません。結果として、最後まで「聴き読み」し、文章の主旨を掴むことになります。もちろん、精読したいのであれば、「聴き読み」は相応しくありませんが、情報のインプットを目的とする私のような人間には好都合です。

聞きながら読むというのは、スマホ時代に初めてできた読み方です。今後、益々、発展すると考えています。

2016年11月には、ニューラルネット機械翻訳が日本語版にも適用され、自動翻訳機能が飛躍的に向上しました。私は、このときに和訳、英訳、いずれも実用に問題のないレベルになったと感じました。

これ以降、私は『ニューイングランド・ジャーナル・オブ・メディスン』や『ネイチャー』などのオンラインの記事を自動翻訳して、Evernoteにクリップするようになりました。総説のような長い文章でも10分程度で「聴き読み」することができます。こなれない表現もありますが、広く浅く情報をインプットするという目的には、これで十分です。この技術が開発されるまでは、英語のままクリップして、「聴き読み」していました。英語の聞き取りの訓練にはなりますが、情報のインプットの効率はよくありませんでした。

自動翻訳の進歩は日進月歩です。やがて、英語だけでなく、すべての言語が日本語に翻訳されるようになるでしょう。中国語やハングル、さらにマイナーな言語で書かれた記事も読めるようになります。

ＩＣＴ技術と人工知能の発達で、世界のグローバル化は加速しつつあります。どうやってキャッチアップするか、アンテナを高くして、試行錯誤を繰り返すしかありません。

地方紙を読め

情報インプットで特に強調したいのが地方紙です。全国紙は朝日・毎日新聞などのリベラル、読売・産経新聞などの保守、日本経済新聞の経済中心などの特徴があるものの、扱うニュースはあまり変わりません。

新聞が扱う情報量は、文字に直すと朝日・読売新聞の朝刊で11万文字、日経新聞で15万文字くらいです。この本一冊くらいです。このことは、世間で起こっている事象の大部分は報道されていないことを意味します。

特に東京と大阪以外のニュースはあまり報じられません。これは朝日・毎日・産経新聞が大阪、読売・日経新聞が東京を中心に発展したためです。

余談ですが、夏の全国高校野球選手権は甲子園でやるのは朝日新聞が主催しているから、全国高校ラグビー大会が大阪の花園で開催されるのは毎日新聞が主催しているからです。全国高校サッカー選手権は毎日新聞主催で始まり、第8回大会までは参加したのは関西の学校だけでした。その後、読売新聞が後援することとなり、１９７６年から首都圏での開催となります。メディアも、その歴史を知れば、見方がかわってきます。

話を戻しましょう。私は地方大学への進学や地方での勤務を勧めています。大学時代や研修医時代に過ごした土地は「第二の故郷」になります。一生、何らかの形で付き合っていきたいものです。「第二の故郷」の情報をアップデイトするには地方紙が有用です。

私は神戸生まれ。兵庫県で育ちました。関西のことは気になります。神戸新聞を電子版で購読していますが、何か地方で事件が起こったときには、地方紙を参照するようにしています。地域の情報が全国紙よりも圧倒的に豊富だからです。

２０１８年は、大阪北部地震、西日本豪雨と西日本で大災害が続きました。私は災害医療に関心があり、西日本豪雨ではため池の崩壊について調べていました。詳細な情報を集めるため、地方紙をフォローしました。

たとえば、広島県の地方紙である中国新聞は、震災後、電子版で朝刊を無料公開しました。7月12日の朝刊のトップ記事は「土砂災害の警戒続く　ため池決壊の怖れ　福山・東広島・竹原住民に避難指示」という記事が、「堤の一部の崩落が確認されたため池」の写真とともに掲載されていました。

さらに「福山面」では、この地域でため池の老朽化が問題となっていたことを紹介していました。

東京から広島に新幹線で向かう場合、兵庫県の明石市を越えると急にため池が増えます。このあたりは、江戸時代まで山陽道と呼ばれた地域です。この地域は降水量が少ないことで知られています。たとえば岡山県の年間降水量は1、143ミリ（2014年度）。全国では長野県（902ミリ）に次ぐ少なさです。最も多い高知県（3、659ミリ）の3分の1以下です。ちなみに東京都は1、808ミリで、全国で16番目に降水量が多い地域です。

山陽道など降水量が少ない地域で、農業用水が発達してため池になったのです。ため池はモグラなどの地中の生物が活動することで傷みます。定期的な修繕が必要ですが、近年、農業が衰退し、十分に手当てがされてきませんでした。この結果、豪雨の際に堤防が決壊し、多くの人命が失われるようになりました。

このあたりの教訓は、これからの災害医療を考える上で貴重ですが、全国紙では十分に取り扱われません。地球温暖化が進む昨今、災害医療は世界がもっとも関心を寄せる分野の一つです。読者の皆さんも関わることになるでしょう。ところが、災害の教訓が十分にシェアされていません。どうすればいいでしょうか。

私は医学生や若手医師に、「出身地の地元紙をフォローするように」と指導しています。誰もが故郷には関心があります。特に故郷を離れた人はそうでしょう。米国のニクソン政権およびフォード政権で、大統領補佐官および国務長官を務めたヘンリー・キッシンジャーは「人間はワインと一緒だ。誰もが生まれ育った環境を愛している」と言いました。

生まれ故郷の話なら、土地勘もあります。ため池崩落に私が関心を抱いたのは、私が幼少期を兵庫県の加古川市で過ごしたからです。周囲にはため池が多く存在し、「子どもだけでため池に行ったらダメ。雨が降った後は特に危ない」と大人に言われたのを覚えています。豪雨後のため池が危ないことは、容易に想像がつきました。これは東日本出身者では、なかなか思いつかないでしょう。

医療ガバナンス研究所には北海道から九州まで、さまざまな地域の出身者がいます。彼らの故郷は多様です。そして、そこで営まれている医療も多様です。

彼らがそれぞれの出身地の地元紙を読めば、独自の情報を入手できます。それをチーム内のメンバーに解説し、シェアすることで、自然といろんなアイデアが浮かんできます。時に臨床研究に発展します。

本書では、関東地方の高校生に西日本の国公立大学医学部の受験を繰り返し勧めています。受験校が決まれば、地元紙を読むことをお勧めします。「医学生の出身地分析」（119ページ）で述べましたが、国公立大学の医学部は、基本的に「地産地消」です。教授から受験生まで、大半は地元で生まれ、地元で育っています。余所者にはわからない共通の価値観があります。それを知るには、地元紙を読むのが一番です。

幸い、新聞の購読料は高くありません。たとえば、中国新聞の場合、朝刊の購読料は3，093円です。研修医でも大学生でも、その気になれば購読できる値段です。問題は、一部の地方紙が電子版を出していないことです。筆者は東京新聞、福島民友、神戸新聞の3つの地方紙を購読していますが、福島民友には電子版がありません。

医療ガバナンス研究所は、東日本大震災以降、福島県浜通りで活動していますが、その際地元紙は欠かせません。最近は朝日新聞や読売新聞などの全国紙の「福島県版」などの地方面も電子版で読めるようになりましたが、地元紙とは情報量がまったく違います。主要なニュースはウェブでチェックするものの、翌日に紙版が送られてくるのを待たねばならないのでは仕事になりません。

電子媒体を出していない地方紙の経営者の方々には、是非、電子版を発行するようお願いします。そうなれば、地元出身で、国内外で活躍する方々が購読するでしょう。彼らと地元の人たちの交流のきっかけになります。地方活性化とお題目を唱え、中央政府からの補助金をねだるよりも、はるかに費用対効果が高いでしょう。地方紙の一読者として心からお願いしたいと思います。

SNSを使いこなそう

情報のインプットに加えて大切なのは、「信頼関係に裏打ちされた、自分独自のネットワークを作り上げる」ことです。

そのために有用なツールはフェイスブックやインスタグラムなどのSNSです。私は「一流のメンターにつくこと。その周りに集まる人は、すべからくフェイスブックで友達になってもらうように」と言っています。

医療は高度に専門分化しています。自分一人で、すべてのことができるわけではありません。いい医療をしようとすれば、専門家のネットワークが欠かせません。「師匠」から根こそぎ、もらうのです。

私どもの研究所で学ぶ小坂真琴君（東京大学医学部）の場合、フェイスブックで私と共通の知人は315人です。その中には医者だけでなく、弁護士、ビジネスマン、行政関係者、メディア関係者、政治家なども含まれます。

小坂君は滋賀県出身で、滋賀県で高校生とともにイベントをしたことがありました。その際、私の知人である地元紙の記者、地元の市長を紹介したところ、「小坂君のことは、上先生のフェイスブックで知っていました。滋賀を盛り上げる活動ですから、喜んで協力します」と言ってくれました。小坂君は彼らの支援を受け、無事にイベントを成功させました。もちろん、この二人とはフェイスブックで繋がっています。

秋田大学医学部を休学して、アフリカのザンビアで地域医療支援に従事している宮地貴士君（図26）という学生がいます。日本に帰国すると、我々の研究所でインターンをしています。

宮地君は、たった一人でアフリカで活動するくらいですから、桁違いの行動力があります。彼はアフリカの活動を通じて、海外からの支援が地元の人のためになっていないことを痛感してい

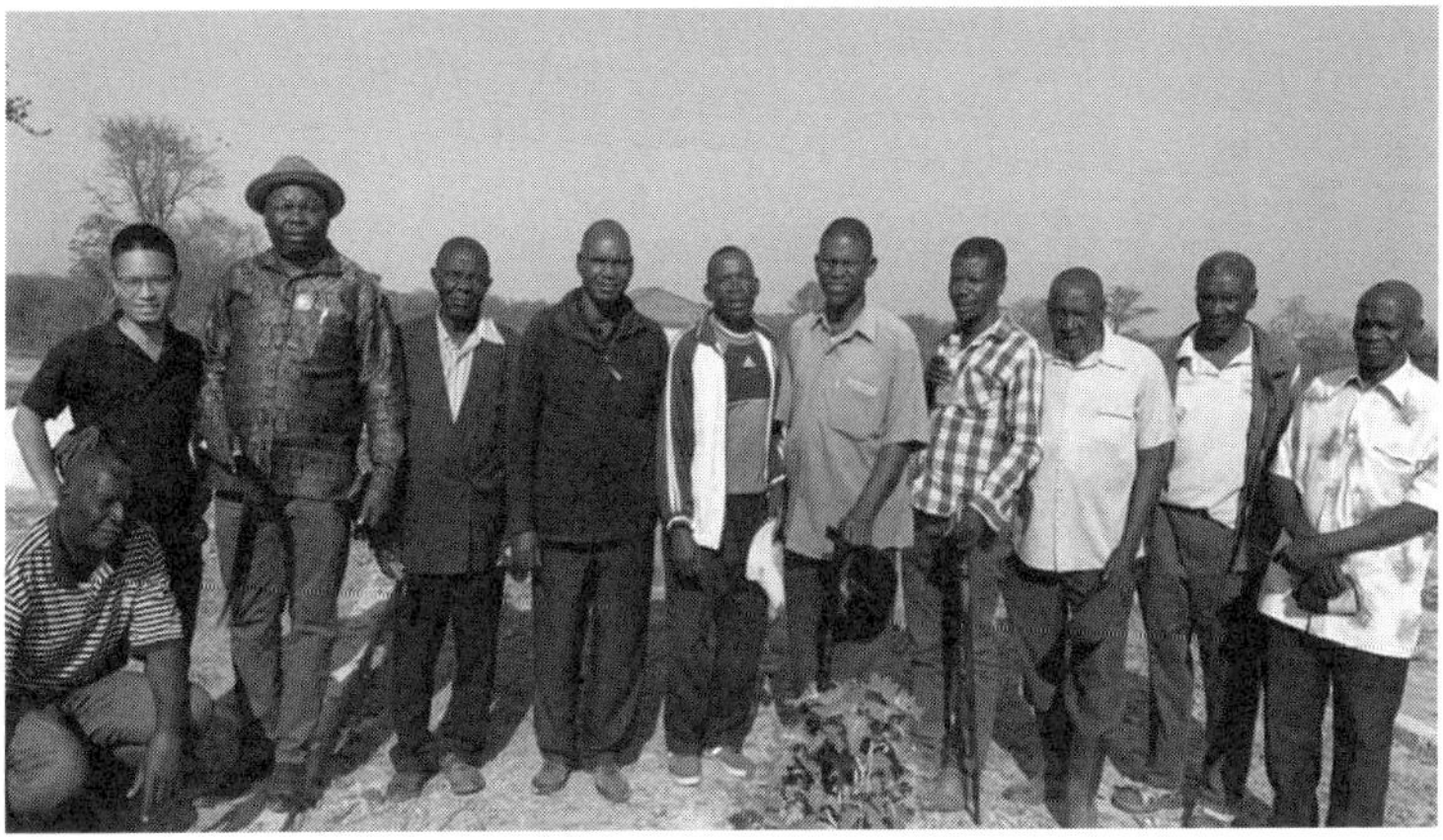

図26　宮地貴士君、ザンビアにて（左から２人目）

ました。「医療支援の多くは自己満足に過ぎない」と考え、「国家とは何か」と疑問を持つようになったのです。

インターン中に、我々の研究所で出会ったのが、財務省の元幹部です。権威に媚びず、自分の足で立っている人物です。退官後も天下りをせず、自分の経験を学問としてまとめたいと希望し、大学院に入学していました。

宮地君は、この方の話をきき、感銘を受けました。「私を弟子にしてください」と申し出て、彼の研究のお手伝いをすることになりました。ザンビアと日本、離れていても、連絡は容易です。宮地君は、医学部では学べない、「国家とはなにか」を考える機会を得ました。

学生時代に身につけて欲しいのは、このようなコミュニケーション力、さらに相手の懐に飛び込む力です。

いったん、相手にアプローチできれば、その関係を維持するのに、フェイスブックは有用です。なぜなら、フェイスブックを見ていると、その人の日常生活や価値観がわかるからです。こうなると、さらに一歩進んだコラボレーションができます。

フェイスブックを使ったネットワーク型研究の事例をご紹介しましょう。2014年、私たちは看護師不足についての研究をしました。当時、我々のチームは東京大学医科学研究所に所属し、研究をリードしたのは、看護師資格を持つ児玉有子・特任研究員（現星槎大学教授）です。

児玉さんは多忙です。東日本大震災以降、いわきや相双地区の医療現場の支援を続けていましたし、高額療養費問題など、以前から続けている研究テーマもありました。彼女だけでは、研究に必要な膨大な作業は遂行できません。

実際に、彼女の研究を支えたのは、相馬中央病院の森田知宏医師、東京大学教養学部文科一類2年生（当時）の永田基樹君、虎の門病院の看護師樋口朝霞さん（現医療ガバナンス研究所研究員）、浜松医科大学2年生の森亘平君（現仙台厚生病院研修医）でした。肩書きだけ見れば、脈絡のない人々の集合体です。

彼らの共通項は「学生時代に我々の研究室で過ごしたこと」です。児玉さんをはじめスタッフたちとは、信頼関係が構築されています。そして、お互いにフェイスブックで繋がっています。

児玉さんはもちろん、私も研究室の研究成果や進行状況はフェイスブックで公開しています。彼らは、フェイスブックを通じて、児玉さんが看護師不足の実態を調査していることを知っていますし、さらに、その研究方法を漠然と理解しています。

一方、こちらは、彼らの性格や特技はもちろん、フェイスブックを通じて、最近の予定も知っています。たとえば、「森君はデータ解析に関心があり、地元である静岡県の看護師不足について調査したがっているが、しばらくは試験で動けない」というような感じです。

もし、先方の状況に合わせて、研究の手伝いを依頼すれば、即座に対応してくれます。優秀なため、仕事は迅速です。実際、森君は、児玉さんから指示された研究テーマを、速やかにまとめ上げ、論文として発表しました[39]。

ＳＮＳは、プライバシーの問題もあり、その使用には賛否両論があるでしょう。ただ、金も地位もないが、熱意だけはある若者には強力な武器になります。ＳＮＳを使うことで、外に開かれたチームを構築することができ、かつメンバーの都合に合わせ、柔軟な対応を取ることが可能になるからです。この結果、作業効率は向上し、チームの生産性は上がります。現に、彼らが発表した看護研究の結果は、各地で取り上げられ、世間の認識を変えるのに貢献しました[40]。

私は、ＳＮＳは医療のあり方を変えると思います。従来の権威主義的なやり方よりも、オープンでフラットなネットワークを用いた方が効率的だからです。

39　森亘平「更なる看護大学の新設を――少子化に逆行して高まる大卒看護師人気」、「ハフィントン・ポスト」２０１４・９・17、http://www.huffingtonpost.jp/kohei-mori/nursing-university_b_5833606.html

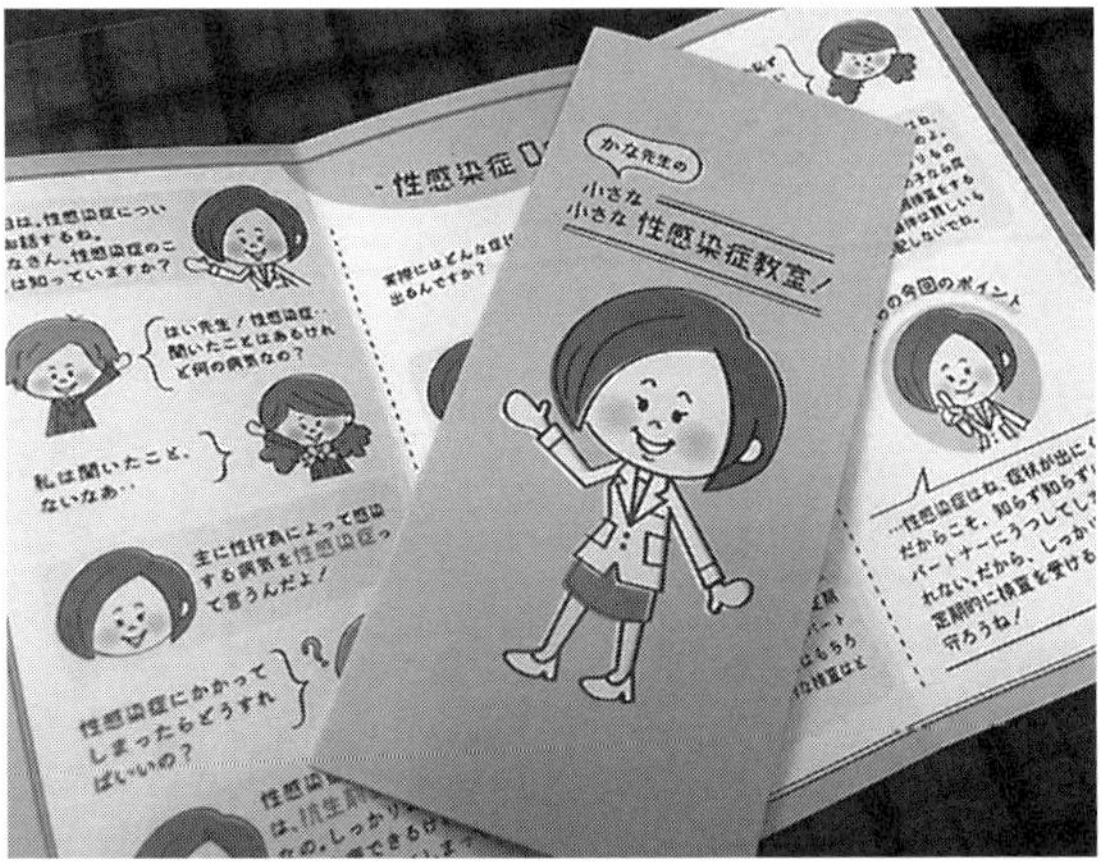

図27　山本佳奈医師が性病対策の啓蒙活動に用いているパンフレット

SNSを用いた情報交換の方法はさらに進んでいます。特にアジアを中心に試行錯誤が繰り返されています。医療ガバナンス研究所の研究員である山本佳奈医師は「アジアの国際語は英語と映像」と言います。

前者は誰でもわかるでしょう。後者はサブカルチャーのキャラクターや自らの写真のことです。ＹＯＵＴＵＢＥ、ＴｉｋＴｏｋ、インスタグラムなどを使ってシェアします。

山本医師は、近年、若者の間で性病が増加しているのは、出会い系アプリが普及したからではないかと考えています[41]。

この問題を研究しながら、性感染症予防の啓蒙に力を入れています。まずは、彼女は自らをキャラクターとしたパンフレットを作成し、関係者に配付しました（図27）。また、自らのフェイスブックやインスタグラムで紹介しました。その後、ＮＨＫをはじめ、さまざまなメディアが取り上げました。山本医師は、このようなニュースをさらにフェイスブックで紹介しました。

このような作業を繰り返しているうちに、山本医師の友人である南京出身の姜夢氏が、このパンフレットの存在を知ることとなったのです。中国でも性感染症は重大な問題です。姜夢さんはパンフレットに中国語の説明をつけて、中国人の友人にシェアしてくれました。もちろん、利用したのはＷｅＣｈａｔのようなＳＮＳです。姜夢さんの周囲で、このパンフレットは話題を集めました。大反響というレベルではありませんが、日本と中国の交流が、こんなに簡単にできてしまうのです。映像に国境はありません。

山本医師は動画も活用しています。メディア・プロデューサーの橘川幸夫さんの協力を得て、『クールなキミなら知ってて当然！　性感染症検定試験』という動画を作成し、ＹｏｕＴｕｂｅにアップしました。[42] さらに「底辺ＹｏｕＴｕｂｅｒ」の「でべそ」さんの協力を得て、次の動画の作成を進めています。

ＹｏｕＴｕｂｅは新聞など、従来型メディアがリーチできない若い人たちが活用します。まさに彼らにこそ、性感染症の情報を届けたい人たちです。まだ、始めたばかりで、アクセス自体は

40　児玉有子「福島の看護師不足　地域の養成機関充実がカギ」、『朝日新聞』私の視点×4、２０１４・10・１

41　山本佳奈「日本で爆増する梅毒患者と『出会い系アプリ』のヤバい関係」、「現代ビジネス」２０１８・６・26、https://gendai.ismedia.jp/articles/-/56165?page=2

42　http://cblive.m48.coreserver.jp/mugenkyoushi/seikansenshou/index.html?fbclid=IwAR0Bk_reFlvj0ldITJ0-Gq-G3-gZLj16sz1NYTiee1DVV9YpHFTv0L7GUk

多くはありませんが、このような試みをすること自体、私の世代では考えられませんでした。

山本医師がいう「映像は東アジアの共通語」のとおり、映像は言葉が分からなくても理解できます。Ｙｏｕｔｕｂｅでもインスタグラムでも、国境はありません。韓国のＫ－ＰＯＰが世界を席巻したのは、動画への対応が良かったからです。

この分野でも世界は試行錯誤を続けています。山本医師は「シェアされるためには面白くないといけない」と言います。

彼女が成功事例としてあげるのは、エジプトの乳製品販売会社Ａｒａｂ Ｄａｉｒｙ社の宣伝動画です。同社が販売する「パンダチーズ」を勧められた人が、何らかの理由で拒否した瞬間に、傍らにいるパンダが逆上します。その行動と、愛くるしいパンダのイメージのギャップが面白く、ＹｏｕＴｕｂｅにアップされた映像は、これまでに世界中で何百万回も再生されています。この動画の作成費用は「おそらく10万円程度」だそうです。

今後、動画を用いた医療情報の提供は加速するでしょう。このような情報提供は、ジャーナリストや研究者が発信するより、医師の方が説得力があります。実際に多くの患者を診療し、さまざまな経験を積んでいるからです。

ＳＮＳの発達により、普通の臨床医が容易に発信できるようになりました。映像を用いれば、海外にも発信できます。先方が興味をもてば、コラボレーションが始まります。ただ、そのために必要なことは、コミュニケーション力と行動力です。これは医学部の閉鎖的な環境にいると、なかなか身につきません。自分で医学部以外の人たちと積極的に交流しなければなりません。

おわりに

最後までお読みいただきありがとうございました。本書を終えるにあたり、知人の言葉を一つ紹介させていただきたいと思います。

「本気でやる人間が一人いれば、物事は半ば終わったようなものだ」

私は、この言葉を聞いて感銘を受けました。なぜなら、この言葉を発した主の生き様が、まさにその通りだったからです。

私に、この言葉を語ってくれたのは、國松孝次・元警察庁長官です。1995年、一連のオウム事件の際に狙撃されました。ご記憶の方も多いでしょう。

國松さんは、大学時代に私が在籍していた東京大学剣道部の大先輩です。さまざまな機会を通じて、ご指導を賜わりました。

ある時、言われたのが冒頭の言葉です。國松さんは、警察庁を退官後はNPO法人HEM-Netの理事長を務めていました。このNPOは、救急患者の救命率を向上させるため、ドクターヘリの普及を目指して活動する団体です。当時、國松さんは、一切の名誉職を断り、NPO法人H

ＥＭ－Ｎｅｔの理事長の職務だけに専心しておられました。

官僚機構のトップと、ＮＰＯの理事長とでは、両者の立場はまったく異なります。強大な権限を有する高級官僚時代と比較して、その無力感に忸怩《じくじ》たる思いもあったでしょう。

それでも、國松さんは活動を続けました。やがて彼の周囲には大勢の仲間が集まりました。２００１年に岡山県でドクターヘリ推進事業が始まって以来、43都道府県に53機が配備されるまでになりました（２０１８年9月現在）。

私は、研究所に出入りする若者には、必ずこの話をすることにしています。単なる精神論は大いに問題ですが、本気でない人間が何人集まっても、物事は動きません。

では、私にとって本気でやることは何でしょうか。それは教育だと考えています。国の財産は何か。それは人です。人材が枯渇すれば、国も滅びます。その人材を作り出す活動が教育です。

この活動に専念するため、２０１６年3月末、東京大学医科学研究所を辞職し、研究室のスタッフとともに、新たに設立した特定非営利法人医療ガバナンス研究所に移りました。

当時、私は47歳でした。残りの医師人生を人材育成に費やしたいと考えました。そのためには独立したほうがいいと判断しました。

このことを大学でやるには限界があります。スピードと資金が不足しているからです。

２００４年の独立行政法人化以降、国立大学はトップダウン型の組織に変わろうとしています。ただ、毎月の教授会で多くのことが決まり、意思決定には時間がかかります。

また、運営費交付金が削減され、経営状態は悪化しました。科学研究費を含めた外部資金の獲得に熱心にならざるを得ませんが、これは二つの意味で問題があります。

まずは、研究者が外部資金を獲得した場合、約3割を間接経費として大学に供出することです。我々の研究室の場合、毎年約2、000万円を支払っていました。

もう一つは、この制度下では、研究成果よりも、外部資金の獲得額が重視されることです。本来、研究費は目的遂行のための「コスト」で、安い方がいいでしょう。ところが、研究コストが高いほど、大学は儲かります。これでは効率化を考えません。

活動資金を税金に依存しなければ、高い生産性を維持しながら、自由に活動できると考えました。現に米国ではNPOや非政府組織（NGO）が研究分野でも大きな役割を果たしています。

幸い、医師はプロフェッショナルです。患者を診療して、対価を得ることができます。サラリーマンと違い、組織を離れても生きていけます。私が高校生に医師を勧める理由でもあります。

臨床研究では、新薬や特別な検査を使わない限り、大半の費用は診療報酬で賄われます。基礎研究のように、すべての費用を研究費として調達する必要がありません。

このような特性を活かせば、診療をしながら、研究を続けることも可能です。税金に依存しなくても、若手を育成することができます。

高齢化、専門分化、グローバル化が進む医療の世界で生き残っていくには、変化に対応しなければなりません。その際、歴史的な流れを踏まえて判断することが大切です。繰り返し、医療を中心にわが国の近代史を説明したのは、このためです。

本書でご紹介したように、わが国の医療は一朝一夕でできたわけではありません。長い歳月を費やして、先人たちが築き上げたものです。私たちは、この財産を次の世代に引き継ぐ義務を負っています。

いま、医師に求められているのは「自己規律」です。プロフェッショナルとしての矜持です。今こそ、私たちは反省し、新しい医学教育を作り上げていかねばなりません。私も当事者の一人です。傍観し、批評するだけではなく、自ら行動しなければならないと考えています。


私が国立がんセンターから東京大学医科学研究所に異動し、現在のような活動を始めてから、２０１９年10月で14年目に入りました。本書は、これまでの研究をまとめたものです。本書を執筆するに当たり、大勢の方々のご支援をいただきました。

特にお力添えいただいたのは、西村有代氏、三浦訓子氏、朱旭瑾氏、関家一樹氏、原田恭子氏、小林秀美氏、梁栄戎氏、大西睦子氏、岸友紀子氏、坪倉正治氏、尾崎章彦氏、森田知宏氏、藤岡将氏、嶋田裕記氏、森田麻里子氏、樋口朝霞氏、坂本諒氏、山下えりか氏（以上、医療ガバナンス研究所）、鈴木寛氏、宮野悟氏、井元清哉氏（東京大学）、久住英二氏、濱木珠恵氏、松村有子氏、谷本哲也氏、細田和孝氏、村重直子氏、滝田盛仁氏、山本佳奈氏（以上、ナビタスクリニック）、宮澤保夫氏、井上一氏、児玉有子氏（以上、星槎グループ）、立谷秀清氏（相馬市長）、目黒泰一郎氏、遠藤希之氏（以上、仙台厚生病院）、常盤峻士氏、新村浩明氏、土屋了介氏（以上、ときわ会）、佐川文彦氏（誠励会）、北村直幸氏（エムネス）、大谷喜一氏、故野尻日出揮氏（アインホールディングス社長）、藤井健志氏（代々木ゼミナール）、上田和朗氏（ウエキ税理士法人）に感謝申し上げます。

さらに、日本評論社の佐藤大器氏には、本書の企画段階からご指導いただきました。この場を借りて御礼申し上げます。

2019年9月　上　昌広

上　昌広（かみ・まさひろ）
1968年、神戸市生まれ。東京大学医学部医学科卒業、同大学大学院医学系研究科修了。大宮赤十字病院（現さいたま赤十字病院）、東京都立駒込病院、虎の門病院、国立がんセンター中央病院、東京大学医科学研究所特任教授を経て、現在、医療ガバナンス研究所理事長。ナビタスクリニック内科医。専門は血液・腫瘍内科学。医学博士。
東日本大震災以降、被災地である福島県浜通りの医療支援を継続して行い、16年4月より特定非営利活動法人（NPO法人）医療ガバナンス研究所を立ち上げ、学校や専門分野を問わずさまざまな若者たちと研究活動を続けている。医療関係者など約5万人が購読するメールマガジン「MRIC」の編集長も務め、積極的な情報発信を行っている。
おもな著書に、『復興は現場から動き出す』（東洋経済新報社）、『日本の医療　崩壊を招いた構造と再生への提言』（蕗書房）、『医療詐欺――「先端医療」と「新薬」は、まず疑うのが正しい』（講談社＋α新書）、『日本の医療格差は9倍――医師不足の真実』（光文社新書）、『病院は東京から破綻する――医師が「ゼロ」になる日』（朝日新聞出版）がある。

ヤバい医《い》学《がく》部《ぶ》

なぜ最強学部《さいきょうがくぶ》であり続《つづ》けるのか

発行日　2019年12月15日　第1版第1刷発行

著　者　上　昌広
発行所　株式会社 日本評論社
〒170-8474　東京都豊島区南大塚3-12-4
電話　03-3987-8621（販売）　03-3987-8599（編集）
印　刷　精文堂印刷
製　本　難波製本
装　幀　妹尾浩也

ISBN978-4-535-58740-3